中年之路2
解开前半生的束缚

【美】詹姆斯·霍利斯 ——— 著

苏 西 ——— 译

ZHEJIANG UNIVERSITY PRESS
浙江大学出版社
· 杭州 ·

图书在版编目（CIP）数据

中年之路. 2, 解开前半生的束缚 ／（美）詹姆斯·
霍利斯著；苏西译. — 杭州：浙江大学出版社，
2024.6
　书名原文：Swamplands of the Soul
　ISBN 978-7-308-24622-4

Ⅰ．①中… Ⅱ．①詹… ②苏… Ⅲ．①中年人－心理
保健 Ⅳ．①R161.6

中国国家版本馆CIP数据核字(2024)第035028号

Original title: Swamplands of the Soul
©James Hollis, USA, 1996
Simplified Chinese Edition licensed through Flieder-Verlag
GmbH, Germany

浙江省版权局著作权合同登记图字：11—2024—001号

中年之路2：解开前半生的束缚

（美）詹姆斯·霍利斯　著　苏　西　译

策　　划	杭州蓝狮子文化创意股份有限公司	
责任编辑	张一弛	
责任校对	陈　欣	
责任印制	范洪法	
出版发行	浙江大学出版社	
	（杭州市天目山路148号　　邮政编码　310007）	
	（网址：http://www.zjupress.com）	
排　　版	杭州林智广告有限公司	
印　　刷	杭州钱江彩色印务有限公司	
开　　本	880mm×1230mm　1/32	
印　　张	7.75	
字　　数	140千	
版 印 次	2024年6月第1版　2024年6月第1次印刷	
书　　号	ISBN 978-7-308-24622-4	
定　　价	59.00元	

前言　对意义的探寻

> 真理是神圣的，它不是直接就能掌握的东西。唯有在反思中，在例证和象征中，在单一或相关的表象中，我们才能领悟到它。它以"令人无法理解的人生"的面目出现，可是我们却无法摆脱想要理解它的欲望。
>
> ——歌德（Goethe）

有一种观点，或许应该称之为反复出现的幻想吧，认为人生的目的就在于获得幸福。毕竟，就连美国的《独立宣言》也做出了"生存权、自由权和追求幸福的权利"的许诺。有朝一日，能在阳光灿烂的草地上逗留、休憩，无忧无虑，幸福快乐——谁不向往这样的情景呢？

可是，大自然，或者说宿命、上天，却另有打算。它不断地打破人们的幻想。我们向往的图景和实际的遭遇（困顿）之间存在巨大差异。这道裂隙总是在西方人的脑海中闪现。在帕斯卡（Pascal）

看来，我们不过是脆弱的芦苇，轻易就能被漠然的天地摧毁，然而我们也是会思考的芦苇，能够想象宇宙洪荒。歌德笔下的浮士德（Faust）说起胸臆间那两个相争的精魂，一个执着于尘世，另一个向往天堂。尼采（Nietzsche）让我们想起发现自己并非上帝并悲悼于这个事实的那一天。散文家威廉·哈兹里特（William Hazlitt）观察到：

> 人是唯一会笑会哭的动物；皆因唯有人会因为"事情实际是怎样"与"事情理当是怎样"之间的差异而备受打击。[1]

在黑塞的《玻璃球游戏》中，主人公约瑟夫·克乃西特（Joseph Knecht）慨叹道：

> 啊，要是能让人们理解，该有多好……要是能有一个令人坚信不疑的信条该有多好。样样都相互矛盾，样样都只是稍微沾点边，不能切中要害；再也没有确凿无疑……难道就没有真理可言吗？[2]

在期望与真实之间的裂隙中升起的感慨简直多到无穷无尽。是

---

1 《牛津引用语词典》（*The Oxford Dictionary of Quotations*），第243页。
2 赫尔曼·黑塞（Hermann Hesse），《玻璃球游戏》（*The Glass Bead Game*），第83页。

坚毅地忍受下去，还是像英雄般做出回应，抑或是哀叹自己时运不济？这似乎是一个艰难的但又绕不过去的选择。但荣格心理学，以及它倡导的"自律的自我成长"，为我们提供了另外一种视角，其前提是：人生的目的不是追求幸福，而是探寻意义。

我们大概都充分体验过幸福的瞬间，但它们总是稍纵即逝，既不能凭着许愿成真，也无法靠希望永存。不过，荣格心理学，以及荣格曾经从中汲取洞见的、诸多宗教与神话方面的丰富传统都主张，正是灵魂的沼泽地、痛苦的大草原为人们提供了情境，促发人们去探索，并最终寻获意义。正如两千五百年前的埃斯库罗斯（Aeschylus）发现的那样，神祇颁布了庄严的律令——经由痛苦，世人悟出智慧。

若是没有痛苦——它似乎是心理与灵性达到成熟的必要条件——人会停留在无意识的、幼稚的、依赖的状态中。然而，我们的诸多成瘾问题、意识形态层面的依恋，还有神经症，都是对痛苦的逃避。四分之一的北美人信奉正统基督教派的信仰体系（fundamentalist belief systems），希望借助过于简单的、黑白分明的价值观，让人生旅程变得没那么沉重；他们不喜欢灵性问题中存在模棱两可，于是寻求领袖人物带来的确定感，或是抓住现成的机会，把人生中的矛盾投射到邻人身上。还有四分之一到一半的人沉溺于形形色色的上瘾行为，将存在性焦虑暂时麻醉，结果却发现它执拗地又在次日重返。余下的人选择了神经症，也就是说，运用诸多直观的防御手段去对抗人生中的创伤。但这些防御同样会令灵魂陷入困局，即让人始终只会做出被动的反应。而这会让一个人滞留在过去，而不是活在当下。

有句老话说，宗教是为那些害怕下地狱的人准备的，而灵性是为那些去过地狱的人准备的。除非我们能够正视"向往的图景"与"实际的体验"之间的差距，除非我们能有意识地承担起灵性成长的任务，否则我们就会永远滞留在逃避或否认的状态，或是认为自己是受害者，尖酸刻薄地对待自己和他人。

荣格心理学的思想、动机及实践就是：并不存在阳光灿烂的草地，并不存在让人松弛小憩的绿荫；真正存在的是灵魂的沼泽地。而大自然，还有我们的天性，有意做出了安排，使得我们的旅程有很大一部分需要在此停留，人生中许多有意义的时刻将会从这里诞生。正是在这样的沼泽地里，灵魂被渐渐锻造成型；在这里，我们遇到的不只是生命的庄严感，更有它的目的、它的尊严，还有它最深层的意义。

对于疗愈的艺术来说，其遭遇到的最大讽刺无疑就是心理学实践中"灵魂"这个概念的日渐销蚀。弗洛伊德（Freud）与布洛伊尔（Breuer）出版《癔症研究》（*Studies in Hysteria*）距今才不过一百年而已。19世纪末的医师们不得不着手处理这样一类患者的痛苦：他们既不能从宗教传统中找到慰藉或投注情感，也无法被医学方法治愈。跌入现代主义裂隙中的人越来越多，可对他们来说，关于灵魂受苦的科学尚不存在。[1]

如荣格所说，在所谓的社会科学中，心理学是最后一个进化的，因为此前维持它的是那些伟大的神话和制造神话的机构。心灵（Psyche）是希腊语中"灵魂"的意思，从词源学上讲，它可以追溯到两个并存的源头：一个是"蝴蝶"，借助这个比喻，那神秘、优美却又飘忽不定的特质将我们对灵魂的体验戏剧化地呈现出来；另一个则是动词"呼吸"，类比的是那一阵看不见的气息，在人们出生时降临，又在死亡时离去。

然而，事实是多么讽刺啊，现代心理学往往只处理这样的问题——能被人观察并转换为统计模型的行为，或是能被再次设定的认知，要么就是能被药物矫治的、生物化学方面的异常现象。虽然这些治疗手段确实效果显著，对患者很有帮助，可它们却极少面对现代人最为深切的需求，即让人生旅程变得有意义。无论是何种疗法，无论在初始时能多么有效地缓解症状，只要它不去解决灵魂的问题，到最后必定也只是肤浅的。

荣格指出，神经症"最终必须被理解为：一个尚未发现其意义

1　参见拙作《追踪神祇：神话在现代生活中的地位》（*Tracking the Gods: The Place of Myth in Modern Life*）第二章，在那里我对现代主义的两难困境有更详尽的探讨。

的灵魂所遭受的痛苦"。[1] 请注意，他并没有把痛苦排除在外，他强调的是，神经症防御和对抗的是人生的"没有意义"。类似地，他认为神经症属于"不真实的痛苦"（inauthentic suffering），而真实的痛苦是对"存在"（being）之伤痛做出的现实反应。若是这样的话，那么治疗的目的就不在于消除痛苦，而在于从痛苦中穿越出来，走向更为广阔的意识，这个被拓展了的意识能够涵容生命中对立的两极。正如奥尔多·卡罗德努特（Aldo Carotenuto）观察到的：

> 心理疗法不是搭建出各式各样的模型，然后根据这些模型把人类的痛苦分门别类，贴上标签；它是对痛苦的检视，是发现外部事件与内在事件之间存在千丝万缕的联系——每个人的人生都是由这样的联系构成的。[2]

荣格认为，神经症不只是对人生创伤的防御，更是一种想去疗愈这些创伤的无意识的努力。因此，暂且不谈它的后果，我们至少应该尊重它的意图。出现症状，其实是患者在表达想要获得疗愈的愿望。我们不该压抑它们或消灭它们，而是应当去理解它们所代表的创伤。这样一来，创伤，以及渴望获得疗愈的动机，就有可能帮

1　"心理治疗师或神职人员"（Psychotherapists or the Clergy），《心理学与宗教》（*Psychology and Religion*），《荣格全集》，第 11 卷，第 497 段。
2　《艰难的艺术》（*The Difficult Art: A Critical Discourse on Psychotherapy*），第 vii 页。

助患者拓宽自己的意识。卡罗德努特也指出："（一个人）决定借助心理疗法来处理痛苦，而不是求诸某个全能的神灵，即是主动选择了意识。"[1] 尽管代价甚巨，但这种清醒的意识会让我们的内在变得更加宽广、丰盈。

令荣格心理学焕发出生命力的核心思想就是"无意识"的存在。这个观点似乎已经不稀奇了，但那些不认同心理动力论的心理学派实际上并不认可它；绝大多数人也不认为它会出现在自己的日常生活中。对于这股在内心中自主运作的力量，极少有人意识到它的深刻，人们基本上没有能力理解它，也无法凭着意愿让它消失，甚至都没法预测它。因此，源自我们内心的那些强迫行为、上瘾、情结的投射就被转移到了外部世界中，在无意识的状态下给他人造成了重负——虽然我们自己也抱怨它们的沉重。

在我们每个人心中，都存在一股巨大的、睿智的、天生就有的力量。这个想法理应令人感到踏实和欣慰，可实际上它往往让人心神不宁。儿时的经历、脆弱、面对外界环境时的无力感，还有依赖的正当性，我们对这些东西太熟悉了，它们深深地镌刻在我们心里；而这一切的对立面，也就是个体的自由、个体的责任，都令人望而生畏。

心理动力学疗法希望推广的，是以一种崭新的态度来对待心

1　《艰难的艺术》，第 3 页。

灵。心灵力量中那些令人望而生畏的东西，同时也带有疗愈的动机。如果我们能够与这种内在的力量建立联结，而不是每次都根据外部力量做出条件反射式的调整，从而加剧与自我的疏离感，那么我们心中就会感到非常踏实，就好比稳稳地站在某种深层次的真相之上，站在我们最自然的天性之上。在这种与深层真相建立关联的时刻，即与荣格所说的"自性"（Self）相遇之时，人会感受到一种联结与支持；要想缓解普遍性的、对被抛弃的恐惧，这种联结感与支持感必不可少。正如卡罗德努特所说：

> 成熟其实并不意味着不会被抛弃，而是我们主动地抛弃了一些幻象……如果我们能够承担得起独处的焦虑，全新的地平线会铺展开来，而且我们终将学会不依赖他人也能独立存在。[1]

独处的概念很容易理解，我们也都声称自己很渴望它，可人生中的绝大多数时间里，我们都在逃离这种焦虑——彻底地、全然地面对自己，毫无遮掩地暴露在天地之间。文化，正如我们所设计的那样，似乎只是一种余兴表演，其目的就是避免孤独。实际上，人们最不情愿放弃的幻想就是这个念头（另一个不愿放弃的幻想是永生不朽）——在这个世界上，有一个人会治愈我们，照顾我们，让

---

1 《艰难的艺术》，第112页。

我们免于踏上那趟向我们发出召唤的、令人生畏的旅程。难怪我们要逃避这趟旅程，把它投射给某位上师，而且从来不愿与自我融洽从容地共处。

千方百计地避免灵魂陷入阴郁状态，这个行为本身已经变成了一种痛苦。这是因为，一个从来不曾松弛下来、从来不曾放下"我想要获得幸福、想要无忧无虑"的急切渴望的人，永远也无法获得安宁与休憩；相反，他将无可避免地被拉下泥沼，时常感到痛苦。大自然总会有潮起潮落，这不正是它的天然节律吗？一年有四季，女性每月有经期，我们每天也会感受到高低起伏的生物节律，还要把一生中三分之一的时间都交给那个名为"睡眠"的黑暗世界，这不正是我们的亲身体验吗？所谓的"被动的自然"与"能动的自然"（natura naturata, natura naturans），这种节律不正是自然的天性吗？《传道书》（Ecclesiastes）中反复吟唱的讯息，不正是对这种节律的赞颂吗？

自我，即对"我是谁"在意识层面上的感知，是充满情绪的、不断重复的个人经历的累积。它是意识的核心情结，而意识的边界是流动易变的，也很容易遭到侵犯。我们需要自我来主导意识层面上的日常生活，调动心理的能量，并引导它们流向目标；我们需要自我来维持一定程度的自洽和延续性，这样我们才能一天天地走下去，并适应各种各样的情境。可是，自我的核心目标是安全感。不难理解，安全感就是要对抗从内在生发出的、无意识的潮涌，并与引起巨大冲击的外来能量交锋。出于这个目标，也就是对安全感不可避免的、强迫性的渴望，自我变成了一个神经质的小傻瓜，在人生的客厅里东跑西撞，捡拾杂物，弄得四处尘土飞扬，把那儿变成了一个更加不舒适的地方。

　　从自我对待世界的狭隘视角来看，它的任务就是追求安全感、掌控感，以及平息冲突。然而，从深度心理学的观点来看，自我的恰当角色应当是与自性和世界形成一种对话关系。自我应当保持开放，尽力做到有意识，并且愿意交流协商。荣格将这种自我与自性之间的对话称作"交换意见"（Auseinandersetzung），是对独立但相关的现实的辩证交流。"自性"这个概念超越于现实之上，也高于自我，它不仅是对紧张的自我的局限性的认识，也是对自我在更大背景下的地位的认识。荣格提出的个体化（individuation）概念——即人生的目的是借由成为个体来服务于生命的神秘——对我们这个时代来说，是极其深刻的贡献，或是像有人所说的，是一个为现代社会提出的神话。[1]

　　个体化迫使自我与自性之间展开持续不断的对话。在交流之下，割裂的心灵或许会愈合一部分。因此，如果给自性下一个实

1　参见爱德华·F. 埃丁格（Edward F. Edinger），《意识的创造》（*The Creation of Consciousness: Jung's Myth for Modern Man*）。

用的定义，或许可以说，它是"我们内在秩序的原型"。这即是说，自性是心灵的一种活动，它的功能就是促进个体的成长。我们或许可以这样说：自性令我们成为自己，或者说，通过在躯体层面、情感层面和想象层面上的体验，我们体验到它塑造我们的过程。我们也可以把自性描述为一个"乐意当模具的模具"，也就是说，它既是目的论的，也是情境性的；它既是目标，也是模具。那么，心灵或灵魂，就只是我们指代那个神秘过程的词语而已——借由这个过程，我们得以体验到何为朝着意义前行。

　　就我们所知，人类是唯一总想去追寻意义的物种，就好像有某种力量在驱使我们似的。这种被驱使的感觉往往令人痛苦，但身不由己，我们总忍不住要去追寻它。正如歌德在开头的引言中所说的那样，我们永远也无法理解这种神秘，否则它也称不上神秘了，但是，在对关系的具体化中，在对梦想生活的隐喻中，在对深度的猛然顿悟中，我们时常领略到它的暗示。无论我们是从何处感受到深度的存在，是从宇宙中、自然中，还是从他人或自身，我们都置身于灵魂的辖区了。

　　出于对安全感的渴望，自我会把这种深度简单地概括为不由分说的确定性，以及可量化的预言。可是，"我们是不完整的碎片"，其中的神秘感不仅远远超出了我们能掌控的范围，它甚至超出了我们的理解能力。若想与灵魂搭通关系，大概只能借助于对心灵世界的想象——无论这想象是有意识的还是无意识的，也不管我们是否真的能理解它们。我们也有可能去往自我的地盘寻找灵魂，比如神学、音乐或爱情，结果却是，我们被更加频繁地拽落到沼泽地中——那里是我们最不想涉足的地方。这种"拽落"，就是灵魂的普遍性、自主性，以及不可或缺的神秘性的明证。

对许多人来说，灵魂这个概念可能过于虚无缥缈，然而，正是为了尊崇它那含混不清、飘忽不定的特质，我们必须保留它。我们的祖先生活在一个万物有灵的世界中，如今我们称之为"泛灵论"。（下回有人打喷嚏，而你脱口说出"老天保佑你"的时候，想想看。）处于退行状态时，人人都会把心灵投射到大自然与他人身上。灵魂是否真的存在并不重要，重要的是，在这个领域里，人能够体验到神秘的深度，以及它给出的暗示——正是这些构成了灵魂。这种暗示有种奇异的熟悉感，因为我们身上就有相似的东西——同频就会共振。波德莱尔（Baudelaire）在诗句中追忆人与自然尚未如此割裂的年代：

> 自然是一座圣殿
>
> 那些有生命的柱子 时而吐露出含混的语音
>
> 人类在象征的森林中漫游

森林以亲切的目光将他打量 [1]

　　我家离大西洋的海边约有一英里。每年夏天，大批大批的游客像旅鼠一般蜂拥而至。他们并不是为了避暑，因为到处都有空调，待在屋里可比挤车和驱赶沙蝇舒服多了。这必定是因为，我们内在的某些东西与海洋的浩瀚幽深发生了共振。那引人敬畏的、无从触底的深度引发了我们的共鸣，因为我们的内在中也蕴含着同样的深度。我家离大西洋城（Atlantic City）的赌场也只有一两英里，每年造访的游客里绝大多数都是西方人，人数比去迪士尼乐园或纽约的还多。同样，这必定是因为，在铺着绿绒毯的赌桌上，在叮当作响、彩灯闪烁的机器前，灵魂被投射了出去。人们必定是在寻求片刻的超越，瞬间的赋权，还有与他者（the Other）稍纵即逝的相遇。人们寻求的，其实早已存在于内心，然而我们轻易地将之投射到海浪与沙滩上，或是安乐无忧、优渥富足的梦想中。

　　灵魂总是居于当下的，但人们会处于无意识的状态，因此才会向外寻求。诗人荷尔德林（Hölderlin）深刻地洞察到了这种失落："上帝就在近旁，却难以企及；不过，危险出现的地方，救赎也在

1　《契合》（Correspondences），《法国诗选：从奈瓦尔到瓦雷里》（*An Anthology of French Poetry from de Nerval to Valéry*），安杰尔·弗洛里斯（Angel Flores）编译，第 21 页。

聚集。"[1] 心灵将我们拉回来，拖向深处，拽回内在，只为把我们带回灵魂面前，这难道不是奇迹吗？

个体化的目标并不是有些人以为的那样，它不是让人沉迷于自恋，一心只想着自己，而是要借由个体，将天地的宏伟意图显化出来。每一个人，无论多么微不足道，身上都承载着一小块天地赋予的终极目标，这个目标的起源笼罩在神秘之中，若要实现它，就需要我们扩展意识。如果这是真的，而且我相信这是真的，那么，个体化的任务就是追求完整——不是美德，不是纯洁，也不是幸福。而完整就包括了被拽落泥沼，也就是心灵经常迫使那个不情愿的自我所做的事。

在我们人生的绝大多数时间里，个体化的进程并不取决于那帝王般的、狂妄自大的自我，而是取决于内心中的那些"农夫"，它们会发牢骚，会有怨气，基本上毫不在乎那位帝王的意志。有多少漠然的君主都被不起眼的小人物推翻了？我们那无法预测的人生旅程也是一样。尽管灵魂才是最重要的，可是，受到惊吓、不知所措的自我拼命地忽视沼泽地的存在，压制它、否认它，仓皇地逃离它。然而，在人生的很多时间里，我们都得待在这泥沼之中。之所以会有神经症这个牢笼，很大程度上是因为我们拒绝承认沼泽地的

---

1 《帕特默斯》（Patmos），《德国诗选：从荷尔德林到里尔克》（*An Anthology of German Poetry from Hölderlin to Rilke*），安杰尔·弗洛里斯（Angel Flores）编译，第34页。

存在。

　　荣格说，他不会在过去中寻找神经症的成因，而是在当下："我会问，患者需要做，但又不愿做的任务是什么？"[1] 无一例外，这种任务包含更高级别的自我负责，更坦诚地面对暗影，走得更深更远，进入我们不愿意去的地方。所有这些心灵状态都具备灵魂层面的意义。我们的任务就是全然地经历它们，不压抑它们，也不把它们投射到他人身上，造成伤害。如果我们不去面对内在的东西，就要一直背负着深层的隐患。为了疗愈自身，也为了向世界提供疗愈，我们需要时不时地蹚过泥沼。虽然我们不愿意涉足那些地方，但或迟或早，我们总会被拖拽进去。

　　在研习精神分析的那些年里，我的一个朋友总爱说一句话："可它意味着什么？"无论是跟别人起了冲突，还是做了噩梦，只要遇到不愉快的状况，她都会这样问。我觉得这很烦人，可她是对的。这件事意味着什么？在寻找答案的过程中，我们拓宽了自己的地平线，也活得更有尊严。

　　灵魂层面的功课不仅是疗愈的先决条件，也是心智成熟所必需的。卡罗德努特再次精当地写道：

　　　　心理治疗的终极目的不在于像考古一样，不断发掘儿时

1　《精神分析与神经症》(Psychoanalysis and Neurosis)，《弗洛伊德与精神分析》(Freud and Psychoanalysis)，《荣格全集》，第 4 卷，第 569 段。

的伤痛，而是逐渐地学习，努力地接纳我们自身的局限，并在此后的余生中努力自行承担起痛苦之重。心理医生的工作并不是提供解脱，让患者摆脱那些造成严重不适的症结，而是要加重不适，教会患者成为成年人，此生第一次去主动面对"独自面对痛苦、被世界抛弃"的感受。[1]

在接下来的篇章中，我将会探索一些黑暗的领域。我们每个人都曾涉足其间，并渴望逃离它们。我不会提供脱离困境的方案，因为它们并不是需要解决的问题。应该说，它们是一种始终会存在的、对旅程的体验——那是心灵分派给我们的旅程。

在一封 1945 年写给奥尔加·弗罗贝 – 卡普泰因（Olga Froebe-Kapteyn）的信中，荣格提出，史书（opus），即灵魂的功课，由三部分组成——"洞察、忍耐和行动"。[2]他写道，心理学只能对洞察的部分有帮助。在洞察之后，就需要道德上的勇气，去做必须做的事，还需要力量，去承担相应的后果。在后文中，我会举出一些具体的案例，但它们体现出的范式却是真正通用的。绝大多数案例是真人真事，但已做脱敏处理；有两三个是撰写的，但比起真人真事，它们更加接近真实……

接下来的内容既是心理学上的观察，也是一系列深入的思考。

1　《艰难的艺术》，第 54 页。
2　《荣格通信集》（Letters），第 1 卷，第 375 页。

我的目的是引发反思，同时也请你给自己颁发一份批准：准许自己带着更清明的意识，去造访这些沼泽地。说到底，我们并无多少选择，因为不管我们愿不愿意，此生都得在那儿花去不少时间。与这些黑暗的力量搏斗，犹如雅各与天使角力[1]，二者异曲同工。正如诗人沃伦·克利沃尔（Warren Kliewer）在"摔跤天使挑战雅各"中所写的那样：

> 你当然乐意 不再追寻上帝
> 如果停止追寻是个选择……
> 所以来抓我啊，莽汉，让我们来斗一场
> 以搏斗那手忙脚乱的、绝望的美 致献我们的敬意[2]

---

1 《圣经》中记述，雅各在返回迦南的一个夜晚，在雅博渡口遇到一个人前来和他角力，直到黎明。因为这场角力，雅各充分认识到了神力的伟大，从此彻底信服，也得到了神的祝福。——译者注
2 《礼拜、游戏、告别》（*Liturgies, Games, Farewells*），第 50 页。

swamplands of the soul
目　录

第一章

CHAPTER 1

无处不在的内疚

在预约电话中，艾尔特别指出两点。第一，她有连续的两个小时，而且这是我们见面的唯一机会。第二，她会寄给我一张翻拍的照片，让我提前好好看看。我同意了。三天后，照片寄到了。

照片十分老旧，皱巴巴的，但挺清楚，上面是一个女人牵着两个孩子的手。显然这是从某个档案里复制下来的，因为照片底下的说明文字是童年记忆中的那种老式打字机打出来的，字迹边缘斑驳不清，偶尔还有字母缺了一块。"来自卢布林的佚名女子带着她的两个孩子，走进迈丹尼克的焚尸间（Majdanek Krematorium）。约为 1944 年 3 月。"[1]

照片上的女子大约二十八九岁，穿着一件薄薄的棉布外衣、羊毛袜、黑鞋子，面朝左方；她的右臂拢着一个差不多六岁的孩子，左手拉着的那个大概有四岁，离她稍有点距离。我无法把眼光从这张翻拍的照片上移开。女子的脸上写满了紧张和警觉，显然充满了焦虑，但永远定格在朝前看的状态。两个孩子被她用手臂围拢住，跟她一起往前走，就像一个人似的。年幼的那个孩子看上去吓坏了，她的眼睛睁得大大的，身躯显然在向后躲。或许她被噪声、人群，或照片左方的什么东西吓到了。

1　迈丹尼克集中营，纳粹德国在第二次世界大战中建立的集中营之一，位于波兰境内卢布林（Lublin）附近的迈丹尼克村。该集中营建立于 1941 年 10 月，1944 年被苏联红军解放，在此期间约有 79000 人在该集中营遇难。——译者注

时光中的那一刻永远冻结了。其中的讽刺令我感到难过，因为我知道照片上的这几个人当时不知道的事情——这就是他们生命中的最后一刻，他们将会被驱赶到淋浴室中，要不了多久就会拼命抓挠彼此，抓取那并不存在的天堂，去争取未受污染的空气。他们知道吗？有些事孩子们不知道，但那位女子知道吗？那连根拔起式的迁移，火车上的运送，心中的困惑，不知从何时起就消失不见的父亲，还有空气中飘着的可怕气味，一旦闻过就会烙入神经，令逃脱的人永远无法释怀……他们知道多少？这让我心神不宁。在拍下照片的这一刻，要是他们不知道该有多好；要是这一刻依然留有希望——那长着明亮又脆弱的双翼的东西——该有多好。

约好与艾尔见面的那天，我很早就醒了。我知道自己梦见了那个地方：在铁道交汇之处，欧洲永远终结了"道德进步"这个脆弱的概念。照片上有一处细节一直在我心头盘桓不去：那个年纪更小的小姑娘，拖在后面的那一个，她的左腿离镜头更近，所以能看见那条腿上的羊毛袜破了。她必定是摔了一跤，蹭破了袜子。我想知道她的膝盖有没有流血，那一刻她还疼不疼，妈妈有没有安慰她。那可怕的大门在她面前张开血口，而我居然还在担忧她的膝盖，这简直毫无道理。或许这属于某种道德上的转喻吧。当一个人无法承受整体的时候，就会转而关注一些细小的、具体的、能够理解的部分。[1] 我想搂住那个孩子，摸摸她的膝盖，对她撒个谎：这就像个糟糕的梦，很快就会没事了。但我不能。我永远也没有机会触碰到她，她的恐惧将永远停留在这个可怕的世纪——那些嶙峋的肋骨、空洞的眼神——并不断地萦绕、徘徊。

艾尔快八十岁了。她的英语完美无误，但我听得出，她的母语隐藏在那依稀可辨的口音背后。我们见面时是夏天，但她穿着黑色的半裙，白衬衫和白毛衣。你会觉得，这身装束就像是她的某种制服，或是她向来只穿这样的衣服。她说："今天我跟你要了两个小时，给你讲个故事。如果你想，可以打断我，也可以提问，但到最后我不会要求你做任何事，而且这是我最后一次来这里。"

心理治疗可不是这种做法，但我感到，我必须答应她的条件，因为在那一刻，好像有些东西远比游戏规则重要得多。

"我寄给你的照片，你认真看过没有？"她问。

"是的，我看了。我甚至梦见了它。"

"我也是。这正是我想谈的。照片上那个女人就是我。"

"可这……我以为她死了。说明文字上说，他们正在走向焚尸间……"正说着，我看出来了，面前的女子正是照片上的那一位。五十年的时间相当漫长，但那双眼睛没有变；她也没有发福，颧骨处的皮肤依然紧致。

1　参见后文第 46 页，罗塞蒂（Dante Gabriel Rossetti），《大戟》（The Woodspurge）。

　　"当年我家在卢布林，我是医生的女儿。刚开始运送犹太人的时候，我们都没有在意。我们不是犹太人。我父亲年纪太大，没法参军，战争不会波及我们。而我还年轻，打仗对我来说是很遥远的事。我希望能遇见个意中人，结婚，同时也找份工作。拍那张照片的时候，我二十六了，这个岁数还没结婚，已经不小了。我担心遇不上合适的人了。"

　　"可你怎么去了迈丹尼克？你不是犹太人啊，你是安全的。"

　　"现在回头看看，我真觉得一切都再蠢不过了。那天是星期五，我去市场帮母亲买菜。就在那一天，德国人的特遣队开始了抓捕行动。他们知道犹太人会在安息日开始之前去市场。他们包围了市场，另一批人去了犹太区，同时把整个街区都封了。我被封在里面。"

　　"你没有告诉他们……"

　　"当然说了，一开始就说了，我说我是基督徒，不是犹太人[1]，可其他人也都这么说。那帮人哈哈大笑，把我们所有人都赶到了卡车上。"

　　在诉说中，她好似又回到了那个地方。我不能说她在害怕，但在脑海中，她确实身临其境。或许她保持了某种解离状态，但她真的回到了当年。她告诉我，她如何跟大批人一起被车子拉到

1　原文为德语"nicht Jude"。——译者注

了中央火车站，一路抗议也没有用，最后还是被轰到了火车上。几个小时后，吓呆的人们被带到一个栈桥，旁边就是人称 K-Z Lager Majdanek 的迈丹尼克集中营。这是所谓的"最终解决方案"（Endlösung）里的灭绝中心之一。随着人把自身不能容忍的部分疯狂地投射到"他们那批人"身上，长达几个世纪的文明文化轰然坍塌。

我知道此时不该插话。她继续说下去。她告诉我，他们是如何被推搡到一个军官面前，而此人要把他们分成左右两队。哪一队去往焚尸炉，哪一队去往营房里疫病丛生的日子——那里有伤寒、严酷的劳役、每天仅八百卡热量的伙食，到最后，在早已被摧毁的肉体中，人的精神也终将颓然倒下。

排在艾尔前面的是一位母亲，她带着两个孩子，一个被吓到不敢说话，另一个在哭。他们走过军官面前，那军官冲母亲笑笑，指了指右边，但让孩子们去左边。女人尖叫起来，紧紧抱住孩子们不放，可有人过来把她拉开，推搡到右边那一小群人里去。两个孩子站在那儿，吓得不敢动，被妈妈的哭喊声弄得不知所措。紧接着，轮到艾尔走到了军官面前。讲述到那个关键的时刻，那个"分拣"的当口，她再也抑制不住，在我办公室里尖声喊了出来："我是基督徒，我不是犹太人[1]！"那军官答说，现在说这个太晚了，而且好

1　原文为德语"Ich bin nicht Jude!"。——译者注

多人都说自己是基督徒。艾尔接着告诉我，当时她是如何报出父亲的姓名、爷爷的姓名，还有一长串当地著名医师的名字，卢布林的一所医院还是以其中一位命名的。

军官停下来，说："行了，知道了，可你在这儿看见的已经太多了，不可能让你回去。把这两个小孩领到浴室门口，让他们进去，然后你上那边一队去。不过你要跟他们一起干活，而且永远也别想离开这儿。"

"我没法告诉你那一刻我有多么高兴，"艾尔说，"我不用进那里边。我会去干活。我会活得长一点儿。我推着孩子们走。一个紧紧地抓住我，另一个我得拽着走。就在那个时候，有人拍下了你看见的这张照片。我不记得当时有人拿着相机。能活着，我太高兴了。我一路拉着孩子们，把他们带到浴室门口。囚犯里的头目把孩子们拽了进去。那是我最后一次看到他们。"

那一刻，我再次察觉到，她又回到了当年，因为她叙述中那片刻的暂缓，多少带点如释重负的意味。她重重地靠向椅背，沉默了约有两分钟，然后继续说了下去。她向我讲述起集中营里的生活，她是如何在那段暂缓的死亡判决中生存下来的。她那坚韧的年轻躯体熬过了严酷的劳役，忍受着被剃成光头的屈辱，还有日复一日的稀粥。等到苏联人解放集中营的时候，那里只剩下一两百个尚能行走的骷髅，其中有不少没过多久就死于疾病，或饥饿的后遗症。

"战后我搬到了华沙（Warsaw）。我父亲那边的许多亲戚都去了美国，所以我拿到了签证，去了底特律（Detroit）生活。多年来我都不愿想起那些日子。我没有结婚。我怕我会生孩子。我知道我已经失去了爱的可能。这些年来我一直在图书馆工作，直到四年前的一天，我偶然在一份二战的历史资料里看到了这张照片。我没法跟你说清楚那种感觉，一切都回来了，那种噪声、气味，那种恐惧……但最主要的是那种战栗的感觉——我可以多活一阵子。"

此时，我以为我明白她为何来见我了。以前我也和幸存者一道工作过。比今天我们称之为"创伤后应激障碍"更糟糕的是幸存者的内疚，那份内疚感往往太过沉重，以至于他们决定——有意识的或无意识的——像死了一样生活。于是，他们麻木地过日子，生活在沉默和怀疑之中，永远不曾感受过活着的滋味。

可是她说："我没想从你这儿获得任何东西。你什么也不用对我说。我只需要你听着就行。几年前我信了犹太教，或者说试着去信吧，可我没成功。我没法去信仰他们的上帝，那个抛弃了他们的上帝。但我听说了 melamed vovnikim 的传统，意思是，无论这个世界上发生了多么糟糕的事，上帝都留下了二十四位公正的人，如果你向他们讲述你的故事，上天就会听见。"

"我不敢说我是其中之一，艾尔。"

"一有机会我就跟人讲这张照片上的故事，我会一直讲下去。

你或许是，或许不是。这辈子我还有点儿时间，也还有必须去找的人。"

　　她走的时候，我告诉她我不能收钱，因为我觉得没帮上忙。她说那你就把那张照片留下吧。我照做了，直到今天我还留着它。她走出了我的办公室，此后我再也没有见过她，可我没有一天不想起她。

　　维克多·弗兰克尔（Viktor Frankl）[1] 观察到，奥斯威辛（Auschwitz）确实很恐怖，但它只是日常生活的夸张版本。[2] 弗兰克尔有资格这么说，我没有。但我认为我明白他的意思：生活中始终不缺灵魂层面的重大议题，每天都能遇到；以及，那些最好的人，用他的话说就是——与别人分享自己的食物、不肯将自己受到的残酷对待加诸他人的人，没能存活下来。因此，艾尔的照片也是我们每个人的故事，虽然我们的人生是安全的。命运把她置于那样的境地，没有一个人敢说，万一遇上同样的事自己会做出什么行为；人人都有道德上怯懦的时刻，没人能因为她强烈的生存渴望而责怪她。然而，我们也都能理解，她为何要像个现代的水手一般，带着那张照片四处漂泊——那是悬挂在她脖颈上的内疚——到处寻找公正之士，就算不能被宣告无罪，至少可以寻求被人听见。

1　维克多·弗兰克尔，著名心理学家，集中营幸存者，创立了"意义疗法"与"存在主义分析"。——译者注
2　维克多·弗兰克尔，《活出生命的意义》（ *Man's Search for Meaning*)，第 92 页。

内疚就像一只硕大的黑鸟，栖落在我们绝大多数人肩头。荣格关于"阴影"的概念提醒我们所有人，我们会踏足禁区，会以自我为中心，我们自恋且怯懦。有谁不记得拉丁诗人泰伦斯（Terrence）的金句"我是人，凡属于人的于我都非异类"（Ego sum humanum. Nihil a me humanum alienum.）呢？我是人，有关人性的一切对我来说都不陌生。可是，正当我们祈望欢庆，祈望自由，不再受过往约束时，那只硕大的黑鸟依然落在那儿，刺耳地嘎嘎大叫。它粗嘎的叫声破坏了那一刻的欢悦，一切又滑落回从前，还伴随着那个名叫"耻辱"的侍从。

我们应当在反思中深入辨析内疚这个概念，这是因为，就像许多概念一样，诸多不同类型的体验会被统归到一个宽泛的名词之下。我们真的需要仔细地分辨以下三种内疚：

1. 以责任的形式出现的真实的内疚
2. 用于防御和对抗焦虑的非真实的内疚
3. 存在性内疚

真实的内疚

尽管各个国家的司法系统都承认，低内疚感的可能性是存在的，比如当事人低于特定年龄，或是智力受损，但本书读者肯定都不属于这些情况。如果说，个体化这项任务要求我们尽力拓宽意识，那么，没人当得起"从未做过亏心事"这几个字。没有一个意识清明的人敢说自己一件亏心事都没做过，这既包括个人层面，也包括集体层面——正如阿尔贝·加缪（Albert Camus）在《堕落》（*The Fall*）中明确指出的那样。我们每个人都是社会的一分子，而这个社会制造出了大屠杀，还有绵延不断的种族歧视、性别歧视、年龄歧视、恐同等问题，无论我们有没有主动共谋，都脱不了干系。

　　因此，个体的健康发展包括在合理的程度上承认内疚，也就是说，担起责任，承担自己的选择带来的后果——无论在做选择的时候是多么无意识。

　　古希腊悲剧的精髓就在于，它承认在文化或个人心中存在某种力量，导致一个人做出了可能会令其他人痛苦的选择。在绝大多数悲剧中，合唱队——代表的不仅是剧作者的视角，还包括集体智慧——见证着命运的运作。命运安排出各式各样的可能性，也给主角造成创伤。古希腊有个词叫作 hamartia，它往往被翻译成"悲剧性缺陷"，但我更喜欢"片面的视野"这个说法。由于 hamartia 的存在，个体做出了无法预见后果的选择。借由承受痛苦，个体有可能通过承认、忏悔、与神祇重新建立起恰当的关系而获得救赎。

　　在《中年之路》（*The Middle Passage*）中，我提出，这种片面的视野与童年时期的经历密不可分，并且会让个体——往往是在人到中年的时候——体会到诸多错误选择造成的现实后果所带来的冲击。以下两个简明的案例有助于理解这一点。

贫困的童年给理查德·尼克松（Richard Nixon）留下了深深的创伤。他用过度补偿的方式，即苦苦追求认可与尊重，来回应曾经的贫困。得到了他想要的东西之后，那片面的视野继续停留在无意识的状态，导致他做出了糟糕的选择，最终招致公众的唾弃。但从没人写过理查德·尼克松的晚年生活。基本上，他从来不肯承认自己做出了错误的判断，还极力声明这就是政治的规则。他从不曾看到，他自己才是那些糟糕选择的源头。由于如此"谦卑"，他不愿与道德结构重新建立起正确的关系，也就拒绝了获得内心安宁的机会。

与此形成对比 ——正如 1993 年的影片《机智问答》（*Quiz Show*）中演的那样，查尔斯·范·多伦（Charles Van Doren）出身美国著名的书香门第。他一心想获得大名鼎鼎的父亲的认可，却全是徒劳；与父亲在智力方面比拼的时候，他只能拿到第二名。于是他没能忍住诱惑，在一个智力问答节目中造了假，赢得了金钱、名声，以及大众的喝彩，这一切都是他父亲永远也不可能得到的。但造假行为最终曝光，令他声名扫地。值得赞扬的是，他站到了调查委员会面前，为自己的选择承担了全部责任，并承认自己丢失了道德的指南针。

在这两个案例中，人人都能找到熟悉的东西。敢于承认错误，承认自己做出了糟糕的选择，应当为伤害性的后果负责，这不仅仅是获得智慧的开端，更是卸下心中重担的唯一途径。

在有信仰的社群中长大、知道忏悔之圣仪的人，有机会从过往中解脱。这是因为，名为内疚的那只黑鸟不但能破坏当下的生活质量，还会把我们跟过去牢牢地绑缚在一起。肩负着往日的重担会让人心神俱疲，还会削弱我们做出新选择的能力。

但绝大多数现代人都没有忏悔告解的可能，要么是因为他们属于另外一种文化传统，要么是因为他们不再具备忏悔所要求的坚纯信仰。艾尔寻找公正之士的步伐不会止息，这是因为，一旦她找到了，连信念带来的力量可能都会失去，而正是这种力量让领受恩典成为可能。不过，即便是不知晓忏悔的神圣历史的人，也有可能从以下的 "3R" 中得到指引：承认（recognition）、补偿（recompense）、解脱（release）。

对于愿意以成熟的方式来处理内疚的人来说，**承认**是不可或缺的。有意识，意味着一个人承认对自身或对他人造成了伤害。很可能在最初的时候，人并不知道自己造成了伤害，但是，当承认的时机到了的时候，他必须有意识地坦承：是的，我做了什么，导致了什么，我为那个结果负责。反社会的人，以及有其他一些性格障碍的人，他们的自我容量被破坏得如此严重，以至于无法承担责任。

他们不但有可能对别人撒谎，也有可能同样地欺瞒自己，不断地把责任投射到外界去。

人们对心理治疗有种普遍的误解，以为做治疗就是把大部分时间都花在责怪父母、社会和经济状况上，而不去处理当下的问题。诚然，那些经历确实会对我们的性格塑造产生很大影响，但心理治疗的精粹在于承认这一点——我应当为自己的选择、自己的人生负起责任；其他一切都是对真正意义上的"成年"的逃避。这种承认可能会令人感到惭愧，甚至很受打击，但进一步的否认或无意识会把人与过去牢牢地绑在一起，毫无改变的希望。因此，在十二步戒瘾法（Twelve Step program）中，大量工作都建立在以下基础上：停止否认，承担起自己人生的责任，并且在有可能的时候，对自己造成的伤害做出补偿。

能做补偿的机会其实很少。许多做过的事情已经覆水难收。艾尔永远不可能把孩子们带回来了。她试着追随他们的信仰，可到头来，如此真心实意的努力并没有成功——这个举动其实于事无补。她没有要孩子，或许是因为害怕在自家孩子身上看见迈丹尼克那两个孩子的影子，或许是因为她感到应当惩罚自己。但对她来说，直接补偿是没有可能的。如果有补偿的机会，至关重要的是要认识到，唯有真诚悔过，补偿才有意义。但凡不够真心实意，就是对灵魂的物化，到头来补偿也不会见效。在绝大多数情况下，补偿都是象征性的，这不是说它不实在，而是说，这种偿还显然是心理层面上的。

我们的刑罚体系为何效果如此之差，部分答案或许就在这里。英文中的 penitentiary（监狱）和 reformatory（少年犯管教所）这两个词是这样来的：如果一个人被驱逐出去，得不到群体在心理层面上的支持，他或她就会 penitent（忏悔），于是道德层面上的 reformation（革新）就会发生。但现实中的刑罚体系实际上是惩罚性的，人们极少去思考这个问题：如何帮助一个合法地被证明有罪的人意识到自己犯下的错误并为之担责，而不是责怪社会，或单纯地归咎为自己运气不好。

当一个人能够真诚悔过，当实际的或象征性的补偿已经做出，那么他会体验到**解脱**的恩典。对那些依然能从忏悔的圣仪中获得帮助的人来说，牧师充当了人神之间的中介，为人提供宽恕，帮人获得解脱。这种宽恕被视作上帝的行为，用力争取是得不到的，只能从悔过中寻得；这就叫作恩典。对于那些不属于此类宗教社群的人来说，寻获恩典可不容易。不过，对于那些努力拓宽意识疆域的人来说，承认、补偿、解脱的三部曲依然是可以实现的。在拓宽意识的过程中，人必须接纳自己的阴影，承认它的存在，并为之负责，由此，他开始以全新的方式进入世界。

荣格清晰有力地写出了何为健康地承认内疚。这不意味着否认或逃避，当然也不是继续卡在过去。

> 这样的人知道，世上发生的无论何种错误，其实都在他
> 自己身上，只要他能学着处理自己的阴影，他就已经对世界
> 做出了实质性的贡献。面对当今那些庞大的、尚未解决的社
> 会问题，他已经成功地肩负起了一部分，哪怕只是微末的一
> 点点……当一个人连自己都看不见，也看不见自己无意识地
> 把黑暗带入了一切行为之中，他又怎么可能看清其他呢？[1]

非真实的内疚

在很多时候，或许可以说是经常吧，我们所说的内疚并不是上
文所说的"真实的内疚"。这种内疚往往表现为微微的紧张或不安，
或是感到四肢僵住了，甚至还会有一点头晕。这确实很奇怪。这种
独特的体验常常在身体上表现出来，而这向来预示着内心的某种情
结被击中了。情结被激活（我们会在第八章中更加深入地讨论这一
点）的征兆是：涌起的能量超出了当下情境的合理需要，人感受到
躯体层面上的"入侵"，在身体上体验到了情绪状态。这些线索表
明，此人体验到的实际上是潜藏在意识层面之下的心灵活动。

---

1 《心理学与宗教》（"Psychology and Religion"），《心理学与宗教》（*Psychology and Religion*），《荣格全集》，第 11 卷，第 140 段。

而且，此处所说的这种内疚，大部分是对较为严重的焦虑的防御；这是人在感受焦虑时的附带反应，当时很难分辨清楚。例如，我们常听到人说，当他们对别人说"不"的时候，发脾气的时候，或是感到自己不是完美父母的时候，就会感到内疚。这种感受是从孩提时代就慢慢成形的。孩子都有天然的自恋，他们的欲望会非常自然地表现出来，可是，这些欲望立即与成年人的世界迎头相撞。大人拥有无边无际的力量，他们会惩罚你，不赞同你，不喜欢你。没有哪个孩子能在这种荒野中坚持很久，他们很快就学会了抑制那些不被接受的冲动。

一个男子回忆起六岁时在自家门廊上唱歌的情景。他妈妈吼了他，不许他这么"吵"，他发誓以后再也不唱歌了。长大后，在高中必修的音乐课上，他的舌头就像打结了一样，他完全唱不出来。老师了解到他是真的不能唱歌之后，允许他整个学期都默默地站在合唱队后排，也给了他及格的成绩。成年后，这名男子甚至在淋浴时都不会试着哼唱几句。与更严重的虐童案例相比，这个问题看上去没什么大不了，但它清晰地反映出，与无所不能的父母之间的"碰撞"被孩子内化后，具有多么强大的力量。在进入社会的过程中，我们每个人都无可避免地会遇到类似的、与强势力量的碰撞，我们开始抑制自己的冲动，并将之渐渐内化。有时，一些人甚至会防御一切包含情感的动机，最后与自己的真实情感彻底失去联系。

　　因此，我们称之为内疚的东西，往往是一种孩子式的、保护性的、被动反应的情绪状态。那种微微的紧张和不安，突如其来的冰冷感，都是因为反射性地想起了当年踏入父母那名为"不赞同"的荒野时的感受。好比说，我们感受到一种自然的冲动涌起，比如气愤吧，可有一只手忽然伸了出来，就像坐在汽车里的大人物似的，把这种冲动一下子扼杀了。这种反射性的反应能把一个人的人生约束得死死的，以至于他或她会产生相当严重的自我疏离感。例如，对别人说"不"时感到内疚，实际上是在防御"他者会因此不高兴"的可能，并由此激活了人人都背负着的、浩瀚无边的情绪库。

　　这类非真实的内疚还有可能被用来对抗对他人的憎恨、嫉妒、狂怒、色欲，以及其他一切阴影因素。荣格指出，一个没有阴影的人——意思是一个人完全没有意识到阴影的存在，并且极力防御阴影——是肤浅的人。我们绝大多数人都接受了这样的教育：要做个好说话的人，别表露真性情；要随和宽容，而非耿直；要圆滑变通，而不是坚持己见。我们可以想象一个采用十二步戒瘾法的、"不当老好人"的小组里的情形：一个成员讲述他或她上一周不由自主地又变成了老好人，对此十分后悔；或者，当他或她决定不当老好人时，心里有多么内疚。

　　这种"防御深层焦虑"式的内疚，反映出的是一个人很少被允许做自己。它反映出生命早期受到的规训所具有的难以估量的强大力量；同时，它也为人们提供了从早期经历中恢复和疗愈的机会。当一个人感受到这种内疚的时候，可以这样自问："我这是在防御什么？"通常，答案都会归结到恐惧上——害怕别人会因为自己的某个决定而不悦。

　　在真实世界里，如果你想做一个有价值的人，而不是情绪变色龙，你势必要做出很多选择，而取悦别人不该是你的首要目的。从心底涌出的焦虑之所以令人无法招架，完全是因为它来自最脆弱的孩提时期。由于这份能量从未流走，而是滞留在潜意识中，所以它能够带着令人动弹不得的强大力量喷涌而出。在那一刻，你没有活在当下，而是回到了儿时脆弱无力的状态。但你忘记的是，你已经长大，是成年人了，当你有意识地采取行动时，完全有能力做出有价值的决策，而且，实属必要的话，你肯定也能够承受他人的不悦。

　　既然这类内疚是非真实的，不属于"勇敢地承认自己对他人做过的错事"，那么去努力地理解它、处理它，让自己真正进入成年状态，就是十分必需的了。被这类内疚束缚住，意味着你依然卡在童年。当我们意识到这种紧张与不安的源头时，那种卡顿状态就不再是无意识的了，也不再被我们接受。

存在性内疚

最后这种内疚是关于存在主义的；生而为人，这类内疚感是无可避免、与存在相伴相生的。举个例子，我们都明白这个道理：死是生的基础。这不仅是说，生与死就像宇宙之心的收缩与舒张，它也意味着，一切生命都建筑在杀戮之上。我们杀掉动物来维生；如果我们选择当个素食主义者，我们也收割了植物的生命；如果我们停止进食，就会杀掉自己。出于这个原因，我们的祖先在进食时会敬谢上天的恩典，这不仅是表达感恩之心，也意味着人们明白这个道理：我们准备吃下去的东西，来自杀戮的行为。出于同样的原因，古老文化中的人们在捕猎前、捕猎后、进食过程中都会念诵祷词，这是为了承认，他们加入了大母神（the Great Mother）原型的死亡—重生的循环。[1]

就算无视我们对这种牺牲循环的参与，我们依然要参与市场竞争，为了自己的利益，从别人那里拿取某些东西。世界某个部分的繁荣发展，或许是以牺牲另一部分的利益为代价的。比如，经济指数上扬了，但环境可能受到了损害，等等。这个两难的困境是与人类相伴相生的。这一点在许多宗教传统的神话原型中都有所体现。比如说，在犹太教与基督教共有的传统中，亚当与夏娃的内疚就是无可避免的，也是系统性的。他们吃了智慧树的果子，一旦不再像

---

1 参见拙作《追踪神祇》，第59—65页。

婴儿般混沌无知，他们就不得不看到了自己赤身裸体的真相，也知道他们的存活是以牺牲他人利益为代价的，他们在感受能力上存在分歧，以及他们要为自己的选择负责——无论他们多么努力地辩称自己是无辜的。他们被逐出了伊甸园，这实际上是一种必要的离开：告别幼稚无知，告别婴儿般的无意识，告别那些不必承担后果的选择。此后，他们被迫承受这个事实：他们的许多选择将不再是非好即坏的，而是位于各种深深浅浅的道德灰度之中。他们需要承认自身在道德层面上的模糊性，以及人格与文化方面的表里不一。

再一次，我们想到了阿尔贝·加缪的《堕落》。尽管加缪出生在阿尔及利亚（Algeria），但身为法国作家，他浸润在犹太教与基督教共有的传统中，对于现代人，他想不出比"堕落"二字更强有力的隐喻了。一方面，现代人见证了大屠杀从自己的文明中诞生出来，另一方面，他们又体验到了自身的道德滑坡。出于这些必要的认知，一个人从自命不凡的尖塔顶端堕落下来，这一点毫无疑问；但与此相随的是意识的萌生，而且，在堕入道德泥沼的过程中，人获得了必要的谦卑之情，此外，心理的容量也增大了，变得更加丰富和广阔。

这样一个收获了谦卑的人，不仅会更加有趣，身上的人性也会更为充分。布莱克[1]在读《失乐园》(*Paradise Lost*)的时候必定看到了这一点。"弥尔顿,"他这样写道,"乃是恶魔一党,只是他并不晓得。"[2]就道德上的复杂度来说,撒旦远比没有个性的神主有趣得多。撒旦是狂妄自大的,这一点毫无疑问,但他的心理实际上与我们的更为相似,他的困境和存在性内疚因毁灭而变得更加丰富立体。

鲁格·肇嘉(Luigi Zoja)在他的著作《成长与内疚》(*Growth and Guilt*)中追寻了**狂妄自大**与**天谴**之间的韵律——人类妄取了神的特权,将之据为己有,然后遭受了上天的报应,这报应带来了谦卑、调整、重获平衡(希腊人将之称作 sophrosyne)。肇嘉认为,历史即是人类个体的心理被投射到更广阔的舞台上之后所呈现出来的东西。自我对安全的需求是至高无上的,比其他任何东西都重要,但是自我会欺骗自己,会自命不凡,还有着扩张主义与帝国主义的打算——无论是把大自然夷为平地,再建一座城市,还是去往其他星球;更有甚者,自我将死亡视作敌人,还使出"英雄的手段"来对抗它。

自我的这种狂妄自大的天性或许可以叫作"浮士德情结",这源自歌德笔下的主人公。一方面,由于心怀无止境的雄心抱负,浮

---

1 作者指的应当是 18 世纪英国伟大的诗人与画家威廉·布莱克(William Blake)。——译者注
2 《牛津引用语词典》,第 88 页。

士德是高贵的，但另一方面，他又不可遏止地想要超越自身能力的限制，去理解并控制结果。浮士德的后代们塑造出了现代世界——满是奇观，也满是恐怖。肇嘉认为，对于偏离了自然状态的每一个行为，我们都会背负一份内疚，这种内疚令人不能安眠，也让现代社会生了病。正如诗人里尔克（Rilke）在 20 世纪初观察到的那样："在这个我们创造出来的世界里，我们却并不自在。"[1] 因此，这前进的步伐——这种说法如此频繁地被人采用——属于狂妄自大的进步，其代价就是构成了存在性内疚的病态感受。

有时候，出于好意的选择也会造成罪恶的结果，这是避免不了的，因此内疚在现代生活中无处不在。犹太教与基督教中都有的"罪"（sin）之概念（这个词来源于希伯来语，意思是"没有打中"，就像箭术里说的一样），与狂妄自大——天谴中蕴含的辩证意味类似。由于缺陷无可避免，个体不得不一直背负着内疚的重量。要想理解这种 hamartia，这种狂妄自大，这种罪过，就需要人们拓宽意识。知道自己的缺陷无可避免，无意识状态也实属必然，这就是迈向自我接纳的第一步。

或许存在性内疚是最难承受的。知道自己应该肩负起责任——不仅为了自己做过的某些事，也为了没做过的某些事——或许会拓宽人性，但也会加深痛苦。在《追踪神祇》一书中，我描述了诸如

1　《杜伊诺哀歌》（*Duino Elegies*），第一首，第 11—12 行。

陀思妥耶夫斯基（Dostoyevsky）、康拉德（Conrad）、加缪这些作家如何描绘现代人的困境——意识的觉醒令现代人目瞪口呆，他们只能满面羞惭地站在自己选择的世界面前。与内疚的这种相遇充满了讽刺意味。与人生中的悲剧感和滑稽感不同的是，对这种讽刺的知觉是无法疗愈的。这种充满讽刺感的意识能够看到选择的缺陷，能理解这些选择的后果，可这种知晓既没有救赎的力量，也没办法躲开。这样的人只能一直背负着惴惴不安的意识。但就像荣格指出的那样，因为这个原因，他或她至少不大会继续给社会增加负担。

有多少次，我们不得不面对自己心中的糟糕信念。这倒不是因为，我们由于有神经症或只想着自己而感到内疚，而是说，我们有神经症或心里只想着自己，并且对此心知肚明，因此我们缺乏改变自己的勇气或决心。当生命中的创伤阻止或屏蔽了心灵的欲望，心灵是知道的；同样，当我们心怀对自己的糟糕信念的时候，心灵也是知道的，并且会在某个地方将之记录下来。有谁不是这样呢？又有谁，在某些深深的地方，不知晓这些呢？而有谁会不再抱持那些糟糕的信念呢？这就是存在性的内疚，我们逃避不了它，唯有否认它，或是去深入地了解它。

如果我们能够认识到，对于世上存在的那些罪恶，我们无异于同谋共犯，有时我们自己也确实会做出罪恶的事，考虑到这些，或许自我原谅是最难做到的事。无可避免的是，在人生的前半程，我们生活在年轻时代那严重的无意识状态中；而痛苦在中年时期到来，其核心是一种必要的盘点：看清楚我们对别人、对自己都做了些什么。学着原谅自己，这是至关重要的，也是至为艰难的。得到原谅的自己会变得轻松自由得多，可以向前走了，同时也拥有了更加清明的意识，而这能让生命变得更加丰盈。但是，这种对自我的原宥——伴随着真诚的悔过、象征性的补偿，以及随后而来的解脱——是极为珍稀的。我们绝大多数人都无法抵达原宥自我的境界，于是，人生后半程的生命力就被前半程所黏附的结果严重侵蚀。保罗·蒂利希（Paul Tillich）对恩典做出了这样的定义："接受你已被接受的事实，虽然事实上你是不可接受的。"[1] 把这个定义内化，是多么艰难，又是多么必要的事。这恩典是多么奇异，卸去重担后的灵魂又该是多么轻松！如此一来，人便可以更加深入地体验这个世界了。

可是，折磨灵魂的存在性内疚还有一种形式。生而为人，为了发展自我，有时候我们必须越过界限——虽然我们一度认为，那些界限令人望而生畏。每一个孩子，为了长大成年，在某些时候都必须违逆父母的意愿。没有哪个父母能始终知道，哪些决定适合孩子，因此孩子必须离开家——这既包括字面意义，也包括比喻意义。在并不那么遥远的过去，如果哪个孩子没跟父母同住并照顾他

1　《根基的动摇》（*The Shaking of the Foundations*），第 162 页。

们，就会遭到指责，这种情况相当常见。那些确实这样做了的孩子，由于牺牲了个体化的机会，往往会变得愤懑且抑郁。可是，那些冲破了约束去寻求自由的孩子依然会感到内疚，就好像自己亏欠了父母似的。他们会有意识或无意识地将自己局限在父母的心理发展水平上。

同样地，为了成长，有时候人必须打破承诺。很多人由于所谓的内疚感，继续留在极为恶劣的虐待型关系中，可他们没想明白的是，他们自己也有权利展开独立的人生旅程。有时，一个人甚至必须成为神话中所说的"神圣罪犯"（Holy Criminal），为了实现自己的理想而违背社会规范。这类人不得不活出自己的使命，即便要背负结果带来的沉重内疚感。认为战争罪恶而拒绝服兵役的人就是例证。历史或许会原谅这样的违规者，但社会很少会，个人往往也不会。

由于内疚把我们与过去牢牢捆绑在一起，它也会污染当下和未来，甚至能达到毁灭的程度。若想带着清醒的意识去处理内疚，我们必须有能力辨别自己承受的内疚是哪一种。真实的内疚是承担责任的成熟行为。逃避责任不仅属于人格上的退行，它还意味着，一个人永远无法走出未经整合的体验。我的一位朋友说过："只会内疚，又有何用？"我猜她的意思是，生命的优质能量被浪费在过去，而且让人无法对新方向做出切合实际的评估。唯有通过整合，个体才能拥有必需的意识状态，让新模式得以渐渐铺展开来。

对内疚的成熟整合需要人承认自己做出了错误的选择，因为补偿往往是象征性而非实质性的，同时，人也需要有放下的能力。非真实的内疚常常会重复出现，这是一种被高度合理化了的防御手段，对抗的是某些严重得无法容忍的焦虑。绝大多数情况下，此类焦虑的数量与质量都标志着它源自一个人童年早期的经历，在那个时候，孩子受到的冲击远远超出他能够理解、评估和整合的程度。当一个人能驱除掉心底的焦虑，他往往就能重新找回意识状态，也能够看见当下的自由选择了。

最难承受的，或许也是最无法解决的内疚就是存在性内疚。只要一个人拥有了一定的意识与道德成熟度，就必然会看到我们徘徊其中的道德灌木丛。我们做出的选择——哪怕是完全不做选择——难免会以这样或那样的方式波及他人，并有可能造成伤害。这是一张由道德裂痕织成的网，认识到这张网的存在，就会被模糊的、满是不确定性的人类处境所俘获。想要做到完全不狂妄自大，彻底远离罪恶，或丝毫没有自欺，同样也是不可能的。当我们越过这些无形的界限，反作用力也开始运行，终有一天会反噬回来。我们需要深入地思考生命的讽刺意味，像圣保罗（St. Paul）一样认识到：虽然我们能做正确的事，但我们没做；我们就是自己最强大的敌人；在我们的行为当中，有相当大的一部分都是在逃离更为完整的自我，我们因此继续泥足深陷。

认识到这些，未必能让人卸下重负，但这是一个人成熟的标志。由于分清了内疚的性质，人至少有机会去解开一部分过往对自己的束缚。在这个过程中收回的能量就可以被重新投入更为广阔的未来。

然而，对我们绝大多数人来说，艾尔似乎象征着我们自身那坎坷的旅程。她在内疚的星球上徘徊，希冀能从过往中解脱，也能过得了自己这一关。我衷心希望她终能寻获一位公正之士，卸下重担。如今，我也背负着她的秘密了。有些时候，我也会感觉到，我的一只手臂拢着一个孩子，一只手拽着另一个，这个孩子的膝盖磕出了淤青，小手紧紧地抓住我，而她充满恐惧的旅程永无尽头。

第二章

哀悼、失去与背叛

找回领航的星星

戴文今年三十八岁。他父亲生前是建筑师，哥哥是建筑师，他学的也是建筑，也当过一阵子建筑师。他从哀悼、失去与背叛中获得了如此丰厚的赐福，以至于寻获了自己的灵魂——他都不知道自己丢失了它。

戴文的父亲是个好人，但控制欲很强。他是个酗酒的大家长，爱家人，也期待他们以忠诚回报。在长大成人的过程中，戴文就非常清楚地知道自己该做什么：以后当个建筑师，住在父母家附近，对家人忠贞不贰，有求必应。他的哥哥分毫不差地遵从了这些指令，戴文自己也这样踏上了"第一个成年期"——在这个时期，童年时的体验被内化为一系列对自我和他人的感知，孩子发展出应对焦虑的反射性策略。[1]

戴文不仅当上了建筑师，还结了婚，成了家，跟父母住在同一个社区，而且如父母所愿，他经常回去报到。他的母亲是个典型的依赖者，并以这种方式成为系统的共谋。丈夫过世后，她立即把戴文擢升为自己的情感守护人。

---

[1]　参见拙作《中年之路：人格的第二次成型》第一章，其中解释了一个人是如何无可避免地形成了虚假的或临时的自我，并以受创的、与自我疏离的方式步入成年期。

乍一看，戴文的妻子安妮似乎和他的家人很不一样。她是知识分子，是个作家，在政治观点和生活方式上都是先锋派，但她也酗酒，而且情绪不稳定。三十多岁的时候，她罹患癌症，戴文尽心尽力地照顾她，直到她过世。接下来的两年里，丧妻之痛让戴文在情感上大受打击。两人共同生活的那段日子是混乱的、悲剧性的，令两人都伤痕累累，可戴文对妻子极为忠诚，并且承担起了照顾这个受创家庭的任务——他从小就是这样被培养的。他知道自己的职责所在。在太多类似的家庭中，孩子中的某一个会被默默地指定为火焰的守护人、替罪羊，以及"伤员"的照顾者，而这种指定是从父母双方无意识的共谋态度中透露出来的。戴文也默默地接受了提名，并且很好地承担起了分派给他的任务。

由于心灵变得麻木无感，整个人茫然无措，戴文来做心理治疗。妻子去世后，他无法再像从前那样到建筑事务所上班，为美好生活绘制蓝图。他不再知道自己是谁，也不知道自己想拿这辈子做什么。妻子过世将近两年的时候，就在他开始做心理治疗的同一个时段，他开始约会。他很多年前就认识丹妮斯，但为了追求安妮而离开了她。这些年里，丹妮斯没有结婚，而是追求事业，如今在情感和经济上都实现了成熟与独立。当戴文谈起和丹妮斯的新关系时，言语中流露出对她的爱意，可他深信两人不会有未来。他不知道自己为何这样想，他仰慕丹妮斯，甚至爱上了她，可他觉得自己没办法再度进入亲密关系了。

很容易就能诊断出，戴文这是反应性抑郁（reactive depression）。可是，自从他妻子离世，这种情况持续的时间已经超出了一年，并且如此广泛地渗入了他生活的方方面面，所以我猜测抑郁只是冰山的一角，底下隐藏着更深的、难以名状的不适和不满。戴文抵达了人生中的转折点，他走上了"中年之路"：一头是虚假的自我，源自被内化了的、对原生家庭的认知；另一头是他本该成为的那个人。

但凡一个人正在经历虚假自我的解构，一般都会遭受相当长一段时间的茫然感，就像在荒野里徘徊一样。就像马修·阿诺德（Matthew Arnold）描述的："在两个世界之间徘徊，一个已经死亡，而另一个还无力诞生。"[1] 在这种情况下，没有任何职业生涯、情感关系、人生方向或欲望可言，因为这个人已经失去了活力，变得随波逐流，也预见不到更新后的自我感是什么样子。在这个时期，任何事情对戴文来说都毫无意义，因为一切事情的内核都被虚假的自我污染了。唯有阅读，以及对音乐和大自然的热爱还能在他的灵魂中激起些许涟漪。

随着治疗工作逐渐展开，我们一点点地凿掉不再起作用的旧自

1　《写于查尔特勒修道院的诗章》（Stanzas from "The Grand Chartreuse"），《马修·阿诺德诗歌与批评》（*Poetry and Criticism of Matthew Arnold*），第 187 页。

我，但此时很容易陷入"试图设计未来"的误区。这种"未来"都是自我的意识安排出来的，并不是源自人格深处。于是强烈的抵触就会出现，人的行为会变得慢吞吞的，很像是懒散，甚至是怠惰。实际上，这是对虚假的人生道路的抵触。或许治疗的关键性转折发生在戴文带丹妮斯一起来的那天。他想向她解释他对她表面上的抗拒是怎么回事——这种抗拒只会让丹妮斯认为，他在拒绝她这个人。在我们共处的时段里，丹妮斯无意中提到了自己和戴文母亲的关系。戴文的母亲对她非常和气，可同时又不放过任何一个贬低儿子的机会。"他真正擅长的事情只有一件，"那位母亲说，"就是把家里收拾得确实很干净。"

丹妮斯还指出，戴文的兄弟姐妹们是如何在事到临头的最后一刻才给他打电话的——找他帮忙带孩子、去机场接他们、帮他们修房子等等，而像海军陆战队般永远忠诚的戴文，又是怎样一次次答应他们的。一个画面浮现出来：一个天资聪颖、有才华的成年男人，依然在很大程度上受困于原生家庭。他的母亲心里很清楚，知道应该安抚儿子的女朋友，可她也在想方设法地破坏两人的感情，这样她就可以继续独占儿子了。戴文的手足们也认为他在家庭结构里的角色是理所当然的，于是就想也不想地占他便宜。

若论是什么令戴文感到如此压抑——虽然压抑感出现在无意识的层面——失去妻子只是其中一部分原因，更主要的原因是，在多年以来他人连续不断的要求与期望之下，他失去了自我。通过与丹妮斯的交谈，戴文渐渐看到了他的家庭纠缠（enmeshment）[1] 中的剥削本质。随后，生活的热情开始萌动，他再次看见了欲望的天使。（从词源学上讲，欲望，即 desire 这个词，源自拉丁语中的 de 与 sidus，意思是"失去了领航的星星"）。正如塞西尔·戴－刘易斯（C. Day-Lewis）所写的那样：

> 带着新的欲望前行吧
> 因为我们惯常去建造的 去爱的
> 是一片无人的荒野 唯有鬼魂才能
> 居住于两团火焰之间 [2]

两周后，戴文做了一个梦。

　　我去光谱中心（Spectrum）听猫王的演唱会。既然要去见猫王，我梳什么发型就特别重要。猫王正在舞台上唱歌。他非常年轻，正在唱一首我最喜欢的歌。舞台左边有一块大

1　也称作"关系混淆"，这个概念由结构家庭治疗创始人之一萨尔瓦多·米纽钦（Salvador Minuchin）首先提出，指的是家庭成员之间边界模糊或几乎没有边界，彼此过分关心且投入对方的生活，从而抑制了个体化发展的失调状态。它也被心理学家约翰·布雷萧（John Bradshaw）用来描述孩子变成父母的代理配偶（surrogate spouse）的家庭关系。——译者注

2　《冲突》（The Conflict），《现代美国与英国诗选》（*Modern American and British Poetry*），第 597 页。

屏幕，后面有个裸身女人正在洗澡。她走出浴缸，此时猫王和我目光对视，给我使了个会意的眼色。他的眼神中没有任何下流的意思，相反，她的出现好像给了猫王力量，让他变得完整。她是演出的一部分，但只有我一个人能看见。

走出体育场的时候，我发现安妮站在那边。她递给我一本"圣经"，但那不是基督教的《圣经》。安妮说："她又干这事了。"此时我明白过来，这是她妹妹罗斯在精神分裂期间写画出来的。封皮上画的是"启示录"。

我问安妮，我要拿这个怎么办，她说，"我希望你把它整理整理，弄得像样点"。我感到非常犹豫。我爱她，可我不愿接过这本书，因为它代表着我们关系中一切糟糕的东西——来自我们双方家庭的坏影响，我那"努力厘清每一个人的困惑"的角色，还有我"拯救安妮，让她免受世界和她自己的伤害"的需要。

我意识到安妮又喝醉了。我意识到，她其实靠从生活中汲取悲伤维生。我告诉她我要和丹妮斯结婚了，但这不是为了伤害她。然后她说："人人都觉得咱俩在一起很蠢。"随后她又说："费城人队怎么样了？老鹰队呢？"此时我明白过来，我们的生活是愚蠢的、肤浅的。我们花了太多时间生活在虚假的情感中，从来不曾认真思考过什么对于我们是重要的。我意识到我们永远不可能再生活在一起了，这令我感到非常难过，可是我会娶丹妮斯，而安妮会继续留在悲伤和孤独之中，因为对她来说，没有第二条路。

这个梦显示出戴文心灵中那股独立自主的惊人力量正在运作，这力量正在帮助一个活死人寻求重生。表面上看，失去妻子令他陷入了停滞，实际上，他的心灵在进行深层次的反抗。失去成为他重新检视生活的催化剂。要想理解这种体验的深度，戴文必须理解，他最大的失去其实是失去了自己心灵的完整性，他的哀悼与其说是献给妻子，不如说是献给他失去的灵魂。

戴文若想建立起全新的自我感，方法之一就是充分认识到，这个梦就像一个礼物，是他自己的心灵送来的精彩批注，为的就是帮助他理解过去，把他从中解放出来，让他得以继续前行。

在戴文的梦中，猫王象征着"神力人格"（mana personality）。在充斥着责任的生活中，戴文会唱的歌没有几首，而这位猫王是一个魅力四射的灵魂歌手。舞台上那个只有戴文能看见的裸女，象征着对阿尼玛（anima）的大胆认可。在他考虑进入一段新的情感关系之前，他必须把这两种能量整合在一起：猫王所代表的现象层面的能量，以及阿尼玛的本体能量，即给生命带来活力的"欲望天使"。

安妮把"圣经"递给戴文的时候，这不仅象征着他年轻时得到的、与责任捆绑在一起的训诫，也象征着他在妻子家庭中发现的疯狂。安妮的妹妹罗斯曾患过精神分裂症，而戴文是照顾她的主力。他的任务——在梦中和在现实生活中一样——是为那些不能或不愿自己做事的人把事情整理清楚，弄得像样点。但在梦境中，戴文看见了之前在意识层面上没有看见的东西，即他不再属于那个悲哀的世界了——保证其他人的生活正常运转，拯救他们，免于他们受到自己的伤害。

如今在他看来，安妮不只是他从小就受到训练、要去保护的那种贪婪的人，同时也是肤浅的，转移注意力的——她把两人深刻的交流带偏了方向，转而讨论起费城人队和老鹰队这些球队来。带着古希腊悲剧般清晰的视角，戴文看到，他一直生活在一个虚假的世界中，那些失去、束缚、对于被遗留在地下世界的那些东西的哀悼令他感到悲伤，但他也准备投身到一个新世界去，进入一段崭新的情感关系，拥有崭新的自我感。做了这个梦的两周后，戴文和丹妮斯订婚了。

唯有巨大的失去才能提供这样的催化剂，帮他看清另外一个埋藏得如此之深，以至于进入了无意识状态的失去——他失去了自己的人生旅程。唯有哀悼，才能激励他终于面对与自我的疏离。唯有对安妮的背叛，才能引领他看清他的原生家庭中的剥削本质。

戴文栖身在那些阴郁凄凉的沼泽地中，努力处理一个个极其痛苦的创伤，经由这些，他收回了本该一直属于他的生活——他自己的，不是其他任何人的。走出失去、哀悼与背叛的深海，他重新找回了他的欲望，他自己的星星。

失去与哀悼

在我们坎坷的人生旅程中，除却存在性焦虑，大概没有哪种体验重复出现的次数比"失去"更多。我们的人生始于失去。我们与安全的子宫彻底分离，与宇宙的心跳断开联系，被扔进一个不确定的，而且往往充满了凶险的世界。出生创伤标志着旅程的开始，而这段旅程终结于生命本身的失去。一路上，我们还会遭逢各种接连不断的失去——失去安全感，失去联结感，失去无意识状态，失去纯真，渐渐地，我们还会失去朋友，失去体能，失去自我认同的各个阶段。难怪所有文化中都有与它相关的神话，将失去与断开联结的感受戏剧化地表达出来，比如关于秋天的各种神话故事、告别想象中的伊甸园状态、黄金时代、与大自然和母亲融为一体的记忆等等。同样，所有的民族都会表现出对联结感的浓重怀念。

"失去"的主题贯穿于我们的文化之中，从最为多愁善感的歌词（从中我们听到这样的哀叹：由于爱人不在了，生活都失去了意义），到充满痛苦与渴望的祈祷，祈求与神相联结的神秘体验。在但丁（Dante）看来，最深重的痛苦就是失去希望，失去救赎，失去天堂，以及被"联结之承诺"的记忆困扰，无法摆脱，而那个承诺本身已经失落，无处可寻了。在我们的生存境况中，失去也是一个核心。如果我们活得足够长，就会失去每一个我们关爱的人；如果我们活得没那么长，他们就会失去我们。正如里尔克所写的那样：

"于是我们活着，不断地说告别。"[1] 这告别的对象是人，也是人存在的状态，还有那不断消逝的时间。在另一段诗句中，里尔克把别离拟人化了："别离，把她的手指放在唇边。"[2] 德语中的失去是 Verlust，其含义是，经由欲望去体验，随后，体验的对象消失不见。在欲望之外的，总是失去。

　　两千五百年前，乔达摩成为佛陀（意思是"觉者"）。他看到，人生是无休止的受苦。这种痛苦主要是由自我的控制心导致的——想要控制环境，控制他人，甚至控制生死。既然我们无法成功地控制人生，所以失去得越多，痛苦也就越多。在佛陀看来，穿越并超越痛苦的唯一道路，就是放下想要控制的心，顺其自然。放手正是神经症的对症解药，因为这样一来，人就不再与自然割裂开来，其中也包括我们自己，因为我们也是自然的一部分。

　　这种放弃不会令人沦为失去的奴隶，相反，它让人成为主动放手的参与者。唯有放手，才能带来安宁与平静。可是，我们都知道，自我的得力干将就是那个名叫"安全感"的警长，还有精明强干的名叫"控制"的副手。在我们之中，有谁能像佛陀一样成为觉者？有谁能彻底摒弃欲望、超越自我，笃信"勿按我的意愿，而是你的意愿"（not my will but Thine）？丁尼生（Tennyson）告诉我们，

1　《杜伊诺哀歌》，第 8 首，第 75 行。
2　出处同前，第 4 首，第 101 行。

爱过又失去，胜过根本没有爱过。约翰·肯尼迪（John Kennedy）遇刺后的第二天，他的亲信肯尼·奥唐奈（Kenny O'Donnell）在广播节目中说："如果你不晓得这世界迟早会令你心碎，身为爱尔兰人又有何用？"

虽然有佛陀的智慧箴言在前，但渴盼依恋、向往家园仿佛是我们的天性。心向往的是永久与联结，而头脑能接受分离和失去，在这两者的冲突之间，有个地方可供我们找到心理上的空间。我们大概没人能达到佛陀的境界，可也用不着当个永远的受害者。

若要拓宽意识，其核心是要承认人生的常态就是无常。确实，变幻无常正是生命力量本身的一种表达。迪伦·托马斯（Dylan Thomas）这样阐释这个矛盾："那经由绿色茎秆催放花朵之力是毁灭我的力量。"[1] 那股能量引燃了大自然的能量，就像炸药的引信一样，它会燃烧自己，终至耗尽。这般的幻灭即是生命本身。"不变"的别名是"死亡"。因此，要拥抱生命，就需要我们拥抱那股燃烧自己、终至耗尽的能量。不肯改变，即是与生命力对立，也就意味着死亡。

这就是为什么华莱士·史蒂文斯（Wallace Stevens）总结说，"死亡是美丽之母"[2]，出于同样原因，死亡是大自然最伟大的发明。伴

1　《经由绿色茎秆之力》（The Force That Through the Green Fuse），《诺顿诗选》（ Norton Anthology of Poetry），第 1176 页。

2　《周日早晨》（Sunday Morning），出处同前，第 931 页。

随着对那股会耗尽自身力量的体验，我们得到了意识的能力、有意义的选择，以及对美的赞颂。其中蕴含着一种智慧，它超越了自我的界限与焦虑，体现出生与死、依恋与失去的隐秘合一，它们都是同一个伟大循环的组成部分。[1]这种智慧与自我的需求对峙，将之从琐屑中提升出来，带入超然之境。

依恋与失去隐秘地合二为一，这一点在里尔克的诗作中被精妙地呈现出来。这首诗的名字十分恰当——"秋"。我们这些生活在北半球的人都明白，这个季节意味着夏日的消逝，凛冬的到来。这首诗是这样结尾的：

> 我们所有人都在坠落 看这只手 也在坠落
> 再看看其他人 众人皆同
>
> 但有一位 用双手
> 无限温柔地 将这坠落捧住[2]

里尔克将落叶的意象扩展出去，引申出地球在时空中坠落，进而带出普遍意义上的失去与坠落的体验。他透露出，有一个隐秘的

1　参见拙作《追踪神祇》，第 54 页及后文，其中探讨了伟大循环、永恒回归、牺牲之环的神话元素。

2　《秋》（Autumn），《德国诗选：从荷尔德林到里尔克》，安杰尔·弗洛里斯编译，第 390 页。

统一体在坠落底部托住了它。这是不是上帝，里尔克没有明说；在依恋与失去的伟大循环中，他获得了满足。二者看似迥然相异，但不知何故，又是一体的两面。

唯有当有价值的事物确实在我们的生活中出现过，失去的体验才会真切。如果我们不曾感觉到失去，那说明它对我们没多大价值。想要承受住失去，我们就必须承认失去之物的价值。弗洛伊德写过一篇名为"哀伤与忧郁"（Mourning and Melancholy）的文章，他观察到，丧父或丧母的孩子能够哀悼这份失去，并因此释放出部分能量，而有些孩子的父母明明在身边，在情感上却是缺席的，这样的孩子没办法哀悼，因为父母并没有真正离去。这种受挫的哀悼随后会被内化成为哀伤，即因为失去而感到的悲哀，以及对重新联结的渴望；联结感对孩子的价值越大，渴望就越是强烈。因此，唯有当有价值的事物曾经是我们生活的一部分，我们才会体验到失去。在这种痛苦的泥沼中，我们的任务是认清被赐予的价值，并且好好珍惜它——即便我们无法掌握住那个将之赐予我们的力量。

当我们失去深爱的人，就需要哀悼这份失去，但也要有意识地珍惜我们从这个人身上内化而来的东西。例如，受空巢综合征折磨的父母，他们痛苦的主因不是孩子不在身边了，而是失去了为人父母的身份。曾经投注到那个角色里的能量，如今可以投注到另一个方向去，因此，对于失去的人，尊重他们的最佳方式，就是清楚地意识到他们给我们的生命带来了什么价值，然后铭记这份价值，并将它融入我们的日常生活。面对无可避免的失去，这就是恰当的转换方式。这种转换不是否认，而是转化。被内化的东西永不会失去。即便在失去之后，也还有某种灵魂层面的东西留下。

英文中的"哀悼"（grief）源自拉丁语的 gravis，意思是"承受"，从这个词中还衍生出了"重力"（gravity）。体验哀悼，不只是承受住当前境况的重负，同时也是再次见证灵魂的深度。我们只会哀悼有价值的事物。当然，哀悼中最深重的痛苦之一，就是那种无能为力的感觉，那种感觉提醒我们，在人生中我们能掌控的东西是多么微乎其微。就像古罗马的西塞罗（Cicero）观察到的，"哀悼时撕扯头发真是蠢，就好像秃头能减轻悲伤似的"[1]。可即便如此，我们还是会同情希腊人左巴[2]，失去儿子之后，他跳舞跳了一整夜——这行为让他的村庄蒙羞——因为他只能通过肢体来表达失去的哀恸。就像人类其他的主要情感一样，哀悼拒绝言语，拒绝被钉住和分析。

可以说，对哀悼描写得最深刻的诗句来自 19 世纪的但丁·加布里埃尔·罗塞蒂（Dante Gabriel Rossetti），诗的名字叫作"大戟"（The

---

1　《牛津引用语词典》，第 151 页。
2　希腊作家尼科斯·卡赞扎基斯（Nikos Kazantzakis）的代表作《了不起的左巴》（又译《希腊人左巴》）中的主人公。——译者注

Woodspurge）[1]。"哀悼"二字在全诗中仅出现过一次，而且是在最后一节。但读者能充分感受到作者的迷茫无着，以及那痛彻心扉的、失去联结的感觉。他所能做的，似乎只剩下详尽地描摹大戟花朵的复杂精妙。哀悼的重量实在太过沉重，超出了他能理解的范围，因此他只能把心思放在大自然有限的细节上。

> 从至深至纯的哀悼中得到的
> 未必有智慧　甚至未必有记忆
> 我只知道
> 大戟开着花儿　三朵一簇　生在一起[2]

　　罗塞蒂深知，巨大的失去是多么不可碰触，因此，就像里尔克运用了秋天落叶的比喻一样，他借用可知的、有限的细节，去暗示无边无际的痛楚。再一次，从哀悼的诚挚情感中，人们了解到曾拥有的事物是多么珍贵。在犹太人的信仰中，在人逝去满一周年的纪念日，要把墓石"揭开"，这里面的涵义是双重的：既象征着失去之沉重，也提醒人们，哀悼期结束了，生活该更新了。

　　无论多么强力的否认，也不能令我们免于失去。我们也不该犹豫，应该立即进入哀悼。在心所承受的折磨和头脑的疯狂运

1　一种野花，花是绿色的，像个小杯子，一簇三朵。——译者注
2　《诺顿诗选》，第 798 页。

转之间，我们有机会接受"万物转瞬即逝"的事实，也认识到我们挽留的力量是多么微薄，然而，这也是我们确证"曾经拥有"的机会——即便时间短暂。在阿齐博尔德·麦克利什（Archibald MacLeish）根据约伯的故事创作的诗剧《J.B.》中，J.B. 谈起上帝，"他不必去爱，他就是爱"。"可我们要去爱啊。"妻子莎拉说。"这便是奇迹。"[1] 在失去中确证我们曾经拥有的价值，这种力量即是深刻意义的源头。持守这份意义，同时放下掌控，这就是我们面对失去和哀悼时要完成的双重任务。

荣格在妻子艾玛过世后，患上了反应性抑郁症。一连数月，他陷入了凄凉和迷茫。有天晚上，他梦见自己孤身走进一座剧院。他下到第一排，等待着。乐池如同一片深渊，横亘在他眼前。大幕拉开，他看见艾玛站在那儿，穿着白裙子，冲他微笑。他明白，死寂被打破了。他俩是在一起的，无论是厮守还是分开。

在美国执业三年后，我打算回一趟苏黎世（Zürich）的荣格研究所。那是我离开后第一次回去，我盼望能见到一大批老朋友。我最想见的人是我的督导分析师阿道夫·安曼（Adolph Ammann）博士。可就在回去之前，我得知了他过世的噩耗。我为失去与断联而哀悼。随后，在 1985 年 11 月 4 日凌晨 3 点，我"醒来"，看见安曼博士就在我的卧室里。他用惯常的、温文尔雅的气度向我欠身

---

1 《J.B.》，第 152 页。

致意，微笑着对我说："再次见到你真好。"当时我有三个念头："这不是梦——千真万确，他就在那儿"；然后是，"这肯定是个梦，毫无疑问"；紧接着又是，"这就像是荣格梦见了艾玛。我并没有失去他，因为他依然在这里，跟我在一起"。于是，这次体验结束在一种深深的宁静与接纳中。我没有失去亦师亦友的安曼博士，因为他依然在我心里，即便是我写下这些字句的此时此刻，他也在。

或许，真正真实的、重要的、有分量的人和事，永远不会真的失去。唯有放下控制的妄念，一个人才能真正地哀悼失去，真正地赞颂价值。

背叛

背叛也是某种形式的失去——失去的是纯真、信任和简单明了的关系。我们每个人都遭遇过背叛，甚至是在宇宙的层面：自我做出的假设，即暗地里认为自己无所不能的幻想，遭到了沉重的打击。（尼采指出，当我们发觉自己不是上帝的时候，是多么失望啊。）

在自我的幻想与我们脆弱生命的局限之间存在着落差，这种差距总像是宇宙对我们的某种背叛，仿佛某种宇宙级别的父母令我们失望了。就像罗伯特·弗罗斯特（Robert Frost）的慧黠诗句里写的那样："主啊，请原谅我对你开的小玩笑；而我也会原谅你对我开的巨大玩笑。"[1] 还有耶稣在十字架上的悲泣："我的主啊，我的主啊……你为何离弃我？"

十分自然地，我们渴望得到保护，好躲开这个令人担忧的世界，远离矛盾和不确定。我们将孩子式的需求——想要能保护自己的父母——投射于漠然的宇宙。孩子对于得到保护和爱的期待往往会落空。即便是在最有爱的家庭中，那一对孪生式的创伤，即"难以负荷的重压"与"被忽视或遗弃"，也在所难免。或许最令父母们心寒的莫过于这个认识——我们只是做自己而已，但这已经伤害了孩子。父母只是凡人，都有局限。于是，每个孩子都会感到自己遭到了父母的背叛，而有些孩子的感受会更强烈。奥尔多·卡罗德努特这样写道：

> 我们只会被信任的人欺骗。然而我们还是需要相信。一个因为害怕遭到背叛而不愿心怀信念、拒绝去爱的人，确实不会受到这些伤害，但谁知道他或她会因此错过什么呢？[2]

孩子感受到的对纯真、信任和信念的"背叛"越强烈，长大后就越有可能不信任这个世界。极为强烈的背叛体验会导致偏执的妄

---

1 《原谅》（Forgive），《罗伯特·弗罗斯特诗集》（*Robert Frost's Poems*），第 261 页。

2 《爱欲与悲情：爱与痛的阴影》（*Eros and Pathos: Shades of Love and Suffering*），第 79 页。

想，也就是把"失去"的感受广泛地转移到别人身上。我有一位来访者简要地回忆起母亲离开他的那一天——她此后再也没有回来。虽然他的婚姻很有爱、很忠诚，可他从来不肯信任妻子，她走到哪儿，他就跟到哪儿，还坚持要她做测谎来确证清白。他在蛛丝马迹中寻找妻子背叛他的证据，因为他认为遭到背叛就是自己的宿命。尽管妻子一再保证自己的忠诚，最后他还是把她赶走了，并且认为她的离去就是明证：他一直深信不疑的东西确实是对的，他遭受过一次背叛，而这种事会一次次地重演。

其实，在某种程度上，偏执的想法潜伏在我们每个人心中，因为每个人都受过创伤：被宇宙、被生存境况、被我们信任的人伤害。

信任与背叛是相互依存的对立面。如果一个人遭遇了背叛——有谁不曾遭遇过呢——要再度信任别人该有多么困难。情况往往是，如果孩子因父母的忽视或虐待而感受到深重的背叛，日后他或她会与一个将此背叛重演的人建立关系，这种模式叫作反向形成（reaction formation），或是"自我实现的预言"；或者，他或她会出于避免再次受伤而完全避开亲密关系。无论采用哪一种策略，当下的选择都被过往的创伤统治着。就像内疚那一章里的案例一样，主人公依旧被过往所定义。然而在亲密关系中，深深地投注了信任，亦是埋下了背叛的可能。如果我们不去信任对方，那就说明我们投入得还不够深，还未到产生亲密感的程度。可是，如果我们不投入到这种潜伏着风险的程度，那么真挚的亲密感就永无可能出现。可见，信任与背叛这一对矛盾是互为前提的。没有信任，就没有深度；没有深度，就无所谓真正的背叛。

正如我们在内疚那一章中提到的，背叛是最难原谅的，尤其是有意的背叛。可是，对背叛的原谅，不仅是对我们自身的背叛能力的含蓄承认，也是将我们从过往的桎梏中解脱出来的唯一方法。有许多人在离婚之后依然心怀怨怼，不能原谅背叛自己的前任，这样的例子我们见得还少吗？他们成为往事的奴隶，相当于依然留在那段婚姻关系中，并未与背叛自己的人分开。他们依然被憎恨的酸液侵蚀，任由它定义自己。我也见过另一种已经离婚的人，他们之所以憎恨前任，不是因为前任做了什么，而是因为该做的没做。

朱莉安是个乖乖女。她找了一个愿意照顾她的男人。尽管她因他的指手画脚而恼火，他也因为她的需索过度而感到不耐烦，但两人都被这个无意识的合同约束着：他是她的丈夫，也是父亲，而她则是他满怀挚爱的女儿。这个盟约是在两人二十岁出头时缔结的，当她丈夫日渐成熟、不愿再遵循它的时候，她勃然大怒。她停留在少女时期，依然任性，没有意识到丈夫的离去其实是提醒她迈入成年的警钟。他对她的背叛看起来是全方位的、不可原谅的，但实际上背叛她的是她从未脱离的亲子关系。不用说，她飞快地又找了一个可以让她依赖的男人，旧情节再度上演，长大成人的邀请函被拒之门外。

背叛往往令人产生一种孤绝的感受。曾经依赖的那个人，寄予期望的那个人，或是曾经心有灵犀的人，如今变成了嫌疑犯，一个人最底层的假设动摇了。然而，在这个充满了变数的状态中，人有可能获得成长。我们可以从创伤中学习，但是，如果我们没有这样做，就会在另一个情境中重复它，或者是与它产生身份认同——有许多陷在过去里的人会认为创伤就等同于自己。上帝看似"背叛"了约伯，但到最后，约伯对宇宙那散漫随意的前提假设动摇了；他进入到一个崭新的意识层次，将受到的磨难转化成神的祝福。耶稣感到自己不仅遭到了犹大的背叛，也遭到了天父的背叛，然而，在各各他（Golgotha），在最后的接纳中，他实现了顿悟的圆满。

当我们遭逢背叛，感到极为愤怒并想要复仇是很自然的。但复仇无法助人拓宽意识，反而会限制意识，而且不仅如此，它还会把人牢牢束缚在过去。那些被复仇之心裹挟的人，无论他们的哀恸有多么合情合理，他们依然永远是受害者。他们依然活在当初的背叛中，此后原本属于他们的光阴都被虚掷了。同样，一个人可以通过各种各样的否认手段，选择继续留在无意识状态。这种策略相当于不肯去感受已经在承受的痛苦，这意味着拒绝接受失落的伊甸园所提供的成长机会，拒绝拓宽意识。

　　背叛的第三个诱惑是把背叛体验"推而广之"，就像那个被母亲抛弃的男子产生的偏执妄想一样。母亲离开了他，因此毫无疑问地他重视的所有女性都会这样做。如果放在当时的场景看，这种妄想也可以理解，但它会渐渐发展成一种愤世嫉俗的念头，把一切人际关系都"污染"掉。把一次痛苦的背叛体验推而广之，这种思维方式会把人困住，轻则满腹狐疑，不愿投入亲密关系，重则产生偏执妄想，归罪他人。

　　背叛能促使我们实现个体化。如果遭到背叛的是我们关于存在主义的天真念头，那么我们将被迫接纳宇宙那更为深广的智慧，去体会依恋与失去的对立统一；如果遭到背叛的是依赖，那么我们将被迫看清，在哪些方面我们不愿长大；如果背叛发生在关系中，一个人有意识地背叛了另一个人，那么我们将被迫忍受痛苦，并接纳对立性的存在：它不仅存在于背叛者身上，也存在于我们身上。无论是哪种情况，如果我们不躲在后面，不陷在对他人的指责中，我们就会成长，变得更加复杂、更有意识。卡罗德努特很好地总结了这个两难的困境：

　　　　若是把背叛的体验翻译成心理学的术语，那就是，它提供了一个机会，让人得以经历一种非常基本的心理过程，即整合矛盾，其中包括在关系中普遍存在的爱恨交织的情感。必须再强调一遍的是，这种体验不只涉及那个通常来说应该

承担罪责的人，也包括那个被背叛的人，后者无意识地启动
了那些导致背叛的事件。[1]

　　背叛中最难以下咽的苦涩药丸，或许是我们极不情愿地承认
（往往是在多年以后），我们自己亦是导致背叛发生的同谋。如果能
够咽下这粒苦药，我们就能更加清楚地认识到自己的阴影。我们受
到召唤，需要认识到一些东西，可我们未必次次都喜欢它们。再一
次，如荣格所说："对自性的体验总是意味着自我的落败。"[2]在 20 世
纪的第二个 10 年，荣格深入探索了自己的潜意识，在对这段经历
的追忆中，他记述道，他不得不反复地对自己说："这又是一件你
不知道的、关于你自己的事啊。"[3]但是，借助如此苦涩的药丸，意
识得以大幅度地进化。

　　借由失去、哀悼与背叛的痛苦，我们被拽入泥沼之中，但我
们可能由此获得更为广阔的世界观。比如戴文，他似乎陷在丧妻之
痛中，可那段时间的荒废与迷茫已经与他的失去不成比例。通过修
习这段人生功课，他渐渐看到，他失去的还有自己，他也在哀悼自
己那未曾真正活过的人生，因为自从儿时起他就遭逢背叛，生活在
其他人的计划里。唯有经历了那两年的痛苦，他才终能开启自己的

1　《爱欲与悲情：爱与痛的阴影》(*Eros and Pathos: Shades of Love and Suffering*)，
第 81 页。
2　《神秘合体》(*Mysterium Coniunctionis*)，《荣格全集》，第 14 卷，第 778 段。
3　《荣格自传：回忆·梦·思考》(*Memories, Dreams, Reflections*)，第 183 页。

旅程。

失去、哀悼与背叛告诉我们的是，不能执着于任何事物，不要认为任何一件事、任何一个人是理所当然的，以及我们不可能免除痛苦。但与之相伴的是通往意识的邀请函。在无常中保持恒常的，是个体化的召唤。我们既不是这段旅程的起点，也不是目标；前者早已成为过去，后者会随着我们的前行而不断后退。我们就是旅程本身。失去、哀悼与背叛不只是我们不情愿涉足的阴郁之地，若想让意识臻于成熟，它们是不可或缺之物。和那些我们愿意逗留、暂缓歇脚的地方一样，它们亦是旅程的组成部分。得到与失去的伟大韵律不在我们的掌控范围之内；我们能够掌控的是自己的态度：哪怕是在最苦涩的失去中，我们也愿意去寻找留存下来的、值得为之好好活着的东西。

第三章

CHAPTER 3

怀疑与孤独

l(a

le

af

fa

ll

s)

one

l

iness

——爱德华·埃斯特林·卡明斯[1]

无垠空间的寂静

在《思想录》中，法国数学家、物理学家布莱兹·帕斯卡（Blaise Pascal）这样写道：“这无垠空间的寂静令我心惊。”[2] 有谁不曾在凌晨四点时醒来，感到极度孤独、脆弱与恐惧？有谁不曾体会过外部与内在那些无垠空间的寂静？有谁不曾在落叶的飘零中感受到时光之

1　爱德华·埃斯特林·卡明斯（e.e.cummings，1894—1962），美国诗人。擅长创造不同寻常的排字效果和词语组合，他的诗作大都没有标点和大写字母，连自己的名字也全部小写。这首诗巧妙地将 a leaf falls（一叶落）拆散，嵌入同样拆散了的 loneliness（孤独）当中，直观地呈现出了孤叶飘零的画面与感受。——译者注

2　《思想录》（Pensées），第 206 节，第 61 页。

易逝，以及人在世间的孤独，就像爱德华·卡明斯在诗作中如此犀利地指出的那样？或者，像罗伯特·弗罗斯特所写：

　　　　星辰间的空寂　不会令我惊惧

　　　　因为那些星辰之上　并无人栖居

　　　　在这离家如此近的地方　我却感到孤独

　　　　令我惊惧的　是我心中的那片荒芜 [1]

　　面对生活，有谁不曾感到力不从心，期待某种拯救？有谁不曾眼睁睁看着熟悉的东西逐渐消逝，剩下自己孤身一人，只能依靠自己的匮乏资源？

　　　　……就连令人安心的谷仓也渐渐消隐远去

　　　　我不禁心生怀疑

　　　　内里的勇气是否能随着天明升起

　　　　拯救我们于这无助的境地 [2]

　　在每一片灵魂的沼泽地里，都有一项成长任务。正如荣格建议的那样，在每一次治疗中都应该问，借由神经症，这位来访者在逃

1　《荒芜之地》（Desert Places），《现代诗选》（*Modern Poems*），理查德·埃尔曼（Richard Ellmann）、罗伯特·奥克莱尔（Robert O'Clair）编，第 80 页。
2　罗伯特·弗罗斯特，《暴风雪的恐惧》（Storm Fear），《罗伯特·弗罗斯特诗集》，第 245 页。

避什么任务，因此我们也应该自问，在每一片阴郁的泥沼中，暗含着什么任务。每种情况都会有所得：获得允许，告别依赖，或是找到勇气，让人即便脆弱也能敢于站到天地之间，并承担起自己的责任。在每一种情况下，我们都会遇到挑战，促使我们成长，并带着更强大的意识踏上人生旅程。虽然这样的发展与成长往往会令人心生畏惧，但它也能让我们自由，为我们的人生带来尊严和意义。

三十岁时，诺曼已经有过两段婚姻了。每一次，他都先用甜言蜜语、翩翩风度、装出来的世故老练来攻陷对方的心，婚后没多久，当妻子不配合他的需求时，他就会勃然大怒；他控制妻子的行为和选择，还辱骂对方，渐渐地发展成拳打脚踢。当妻子变得很难"对付"时，诺曼就会离婚，然后寻找下一个。

第二任妻子想办法把诺曼拉去做了个简短的婚姻治疗。治疗期间，诺曼轮番使出了发火、威胁和霸凌的招数。他拒绝讨论自己的成长背景，也不肯承认在目前的婚姻不幸中他有可能扮演了重要的角色。治疗师不得不很快叫停，这是因为，如果有任何一方不愿意"认领"自己的模式和责任，治疗是走不下去的。

检视诺曼的人生，能看到一个清晰的模式。他渴望与女性建立联结，可一旦对方靠近，他就开始虐待她。这代表着他既需要对方，同时又害怕对方。心理上这种深深的分裂只可能源自生命早期的经验，比如与母亲的关系。

　　诺曼不能忍受的是怀疑，他一定要得到保证才能安心。就像原教旨主义者一样——这样的人如此害怕模糊不清，以至于必须严格遵循基本原理，他们甚至会打压看法与自己不同的邻居——诺曼不能冒险向内看，他"临时的"自我感建筑在一个弥天大谎之上，他不敢冒险去怀疑那个谎言。被母亲虐待的孩子依然需要母亲；与此同时，他也对她又怕又恨。在成长过程中，这个创伤出现得越早，他的防御手段就越是系统化，把这些感受移情到他人身上的范围就越大，那未曾痊愈的伤口也越发不可碰触。因此，就像所有有性格障碍的人一样，他会用一辈子的时间来伤害别人，把这当作一种偿还，却没有能力反思和在心理上负起责任。

　　可以说，神经症患者（这包括我们绝大多数人）最糟糕的敌人就是自己——遭受内疚和失败感的折磨，被匮乏感纠缠。造成性格障碍的创伤发生得太早，伤口也太深，以至于个体没有足够的自我力量与个人素材对话。这些问题引起的情感反应过于强烈，令人无法面对，于是就被推入了无意识的领域，而且往往会被投射到他人身上。虽然这样的人成年后可能会在社会里位高权重，但他或她其实永远被困在了童年时期。幼时的创伤定义并指引着每一个决定，并且会继续精准地破坏人际关系，因为此人过于羸弱，无法容忍怀疑的存在，而怀疑是成长和超越早年创伤的必要条件。

　　诺曼的内心深处有一个地下泉眼，里面涌动着的创伤与渴望灌溉了他的整个人生。像所有孩子一样，他向往母亲的关爱，但他母亲辜负了自己的角色，并将这样的女性形象永远注入了诺曼心中，而且，其中附带的恐惧非常强烈，足以与渴望比肩。因此，他绝望地寻求与"她"的联结，与此同时又害怕她。人只会攻击自己害怕的东西，而他的恐惧确实相当深重。但这也是他的秘密，一个必须瞒住自己的秘密。这样的秘密是有毒的，它必然会侵染人际关系，给他人造成伤害。除非诺曼能够有意识地去承受自我怀疑的痛楚，否则他将会继续被无意识地封印在自己的历史中。

自我的首要任务是安全感，因此，怀疑是个不受欢迎的访客。幸运的是，我们绝大多数人受到的创伤不像诺曼那般严重，所以还能够承认怀疑的存在。有时候，我们甚至会被怀疑压倒，被它弄得不知所措。在德语中，怀疑写作 Zweifeln，即"二重性"，这显示出当我们体验到怀疑时感受到的那种分裂感。如何承认怀疑——这是一切成长的必要条件——同时还能不被它压倒、弄得手足无措，这绝非一个简单的任务。

自我就像一个心胸狭隘的暴君，执意要声色俱厉地强调自己地位的正当性，这是因为它的城堡建筑在怀疑的沼泽之上，而强调是一种补偿。丁尼生说过："相信我，比起对教义的半信半疑，诚实的怀疑中蕴藏着更坚定的信念。"[1] 威尔逊·米兹纳（Wilson Mizner）

---

1 《牛津引用语词典》，第 537 页。

也有类似的看法，"我尊重信念。但令人受教的是怀疑"[1]。固执的、没能力自省的、无法做自我批评的立场，是法西斯式的、铁板一块的、停滞不前的。"如果对僵化的看法忠心耿耿，"歌德观察到，"就永不可能打破锁链，也不会解放人的灵魂。"[2] 僵化的看法有可能是政治或宗教方面的教条，或者是离日常生活更近的东西，比如我们心中被具体化了的自我感。当然，伴随怀疑而来的是强烈的焦虑，于是许多防御就会升起，想要对抗这些焦虑。冒险去承受怀疑与不确定，意味着冒险承受更强烈的焦虑。但是，冒险承受更强烈的焦虑，即是向着更广阔的人格敞开大门——我们那些僵化死板的观点防御的正是这个。

怀疑有没有好处呢，让即便是神经质的自我也有可能接受？事实上，它的好处很多。

怀疑是改变的必备燃料，让成长得以发生。没有哪个科学或神学的教条，不蕴含具体化与专横的种子。同样，心灵号召我们放弃那些看似清晰准确的、能保护我们的东西——这与自我的渴望相距甚远——正是这些东西令我们陷入昨日的泥潭。问题不在于怀疑，问题在于对改变的恐惧。任何组织或个人想要成长，就必须面对怀疑的风险。

1　出处同前，第 352 页。
2　出处同前，第 230 页。

怀疑是民主不可或缺的要素。请注意世上的某些力量是多么强大，它们想为"作为本国公民意味着什么"的问题制定出标准答案，比如作为一个美国人／加拿大人／德国人等等。请注意某些焦灼的少数派是如何向立法机关、法院和社会部门施压的，他们要求这些机构严格遵守约束性的价值观，遏制多元化的力量。指出皇帝其实什么都没穿的孩子永不会受到大众喜爱。在私人生活中也是一样，我们有类型学，有神经质的模式、重复出现的冲动，以及僵化的观点，我们排除不同的声音，摈弃辩证的思维，拒绝心怀不满的人。

荣格曾经指出，个体化并非来自"高处"，即治理各项事务的、帝王般的自我，而是来自"小人物"，也就是各种分离出去的能量，它们是内在王国里的农夫。[1]自我希望把灵魂的宇宙变成一神论的、独裁式的，但心灵实际上是多神论的、非常民主的，容纳了各种各样分离出去的能量，也就是情结。想要拓宽自我感，就需要让这些能量与自我展开对话，双方都要开放、谦卑。唯有当傲慢自我的王位被推翻时，绝大多数人才会真正长大。当围墙碎裂坍塌，新的视角就有可能产生。因此，怀疑不仅能让辩证思维保持鲜活，并因此保护文化免于陷入具体化与僵化，还能让人的个性变得更有活力，激励它不断进化、成长。

---

1 《情结理论回顾》(A review of the Complex Theory)，《心理结构与心理动力学》(*The Structure and Dynamics of the Psyche*)，《荣格全集》，第 8 卷，第 209 段。

怀疑是一种激进的信念。我们对神秘的神秘之处保持信念的唯一方式，就是把"模糊性"悉心保存好。确定性是真理的敌人。真正有信念的人都是能打破旧习的人，时不时地，他们必须破除陈规，好把能量释放出来，让它再次流动起来。一切概念，无论是教条还是尚在起作用的信条，都是外壳——它承载着能量，但也是牢狱。威廉·布莱克在审视伦敦的沉寂时曾这样哀叹："头脑锻造出来的、人类的镣铐。"[1] 他指的应该就是这个意思。无论是对社会还是对个人而言，禁锢的害处都无处不在。

对于怀疑的价值，现代社会中没人比神学家保罗·蒂利希说得更清楚了。他认为，与其说我们的信念存在于有意识的信仰中，不如说存在于我们的"终极关怀"中。[2] 因此，他指出，我们实际上笃信的，可能并不是卫理公会，而是利益至上；不是基督教义，而是神经症；不是英国国教，而是沉溺与上瘾。但是，只要你心怀敬意地追寻终极真理，怀疑就是不可或缺的必备要素。由于我们不可能知道终极是什么，所以，在召唤之下，我们需要保持一部分开放的视野，好让神性的能量重新进入。能被命名的神祇不是真正的神。正是那些从破碎信念的废墟上升起的、饱含情感的图景，构成了新的神性。这种怀疑是一种谦卑，是人在面对神秘的浩瀚广阔时体会

1　《伦敦》（London），《诺顿诗选》，第 506 页。
2　《信仰的动力》（*The Dynamics of Faith*），第 1 页。

到的感受。它是一种诚实。它也显示出一个人对待人生旅程的认真
程度和重视程度。

为了成长，我们必须承受住怀疑带来的不确定性，或者说，我
们关于自身的确定性必须被打碎。无论是哪种情况，怀疑都是改变
与更新的代理人。怀疑将暴虐又狭隘的自我推下王座。诺曼无法成
长为真正的自己，无法停止伤害别人，除非他能够承认他那个有意
识的自我所代表的谎言。他卡在原地，是因为他不能怀疑自己。总
之，怀疑会带来模糊性，而这会令人感到焦虑。但是，为了不断成
长，我们必须冒险去承受这种逐渐增强的焦虑感。这是我们每个人
都需要面对的任务。

孤独地漂流在灵魂的公海上

生命、意识，还有令人生畏的灵魂旅程都始于创伤性的分离。
我们原本与宇宙的心跳紧密相连，在子宫这个温暖湿润的世界中，
一切需求都能得到满足，可突然之间，我们被扔到一个在时空中不
停旋转和坠落的冰冷星球上。从此，我们始终未能复原，再也不能
充分地重新体验到神秘参与（participation mystique），即与宇宙融为
一体的感觉。如果说，我们将把整个人生都用来处理这个问题——
要么通过某种形式的退行冲动重新找回失去的联结感，要么就是把
这个深层需求升华，去寻找与大自然、他人或神的联结——这说法

恐怕也并不夸张。

但这种联结感不可能持续太久，也不可能完整。因此，人感受到了失去联结、在宇宙中孤单无依的焦虑与痛楚。即便是联结真的发生了，人也会很快再度真切地、痛苦地感受到孤绝。里尔克在他的诗作《孤独》中做出了形象的描写：尽管"（我们）同眠于一张床上／孤独感随着河水流淌"。[1]

在童年时代，我们的孤独感多多少少被父母或养育者安抚了。在第一个成年期，父母情结会主导我们，或是会被我们移情到其他人身上，这些因素也多少缓解了我们的孤独感。可是，即便是最和谐顺畅的关系，也只能是"接近"最原初的联结而已。因此，到了中年之后，每个人都不得不面对关系的局限，在一个保护性的社会中社会角色的局限，以及自身否认与移情的力量的局限。我们无可避免地领悟到，没有人能拯救我们，没有人能保护我们远离死亡，甚至都没有人能有效地转移我们的注意力。在人生的后半程，我们不得不放弃的两个最大的幻想是：我们能够永生不朽，以及在某处有一位"神奇他者"，能够把我们从存在性的孤绝中拯救出来。

身为心理分析师，我发现，一个人能否在治疗中取得进展，也就是说变得成熟起来，直接取决于以下能力：能否为自己的选择承担责任、停止责怪他人或期待他人的拯救，以及能否承认孤独的痛

1　《德国诗选：从荷尔德林到里尔克》，安杰尔·弗洛里斯编译，第 387 页。

苦——无论自己在社会角色和人际关系方面做了多少投入。

托马斯·沃尔夫（Thomas Wolfe）这样描述孤独感的普遍性与重要性：

> 如今，我对人生的坚定看法建筑在这个信念之上：孤独感远非罕见之物……它是人类存在的一个核心的、无可避免的事实……那些骇人的怀疑、绝望、灵魂中暗黑的困惑，孤独的人对这一切必定都十分熟悉，因为除了这个他自己创造出来的形象之外，他再无其他形象可言……没有人会支持他、鼓励他、帮助他，没有哪种信仰能抚慰他，而且，除了他自己，没人对他有信心。而这份信心往往也会离他而去，只留下他颤抖着，满心都是无能的感觉。[1]

比起我们绝大多数人，沃尔夫的观点要阴郁荒凉得多，因为时不时地，我们还能从他人身上得到一些安慰和归属感。但这种浓烈的孤绝感也化作泉眼，他从中获得了惊人的力量，去和宇宙再度建立联结。虽然他的创作主题基本上都是流放和孤独，但这么多年来，作品把他和诸多读者联结在一起。我们确实无法再度回到家园，这是真的，但是，在这个流放的宇宙中，当人们的道路发生交会，在他者出现的那段时间里，旅程本身就会有家的感觉，这也是

---

[1]　《远山》（*The Hills Beyond*），第 186 页及后文。

真的。这绝非小事。

克拉克·莫斯塔卡斯（Clark Moustakas）观察到：

> 孤独是人生的一种状态，是生而为人的一种体验，它令个体得以维持、扩展，并深化人性。……为了克服或逃避孤独感所做的努力，只会导致自我疏离。当一个人远离了生活的基本真相，当他成功地躲开并否认了可怕的孤独感，他也就自行封闭了那条意义重大的、自我成长的道路。[1]

莫斯塔卡斯末尾那句话里的观点非常关键，这是因为，恰恰就是在我们孤身一人、只能靠自己的时候，我们才不得不去思考这些问题：我们是谁？我们由什么构成？在那个转瞬即逝的时刻，在对灵魂问题的思索中，我们创造出了最丰富、最深刻的自己。恰恰就是孤独，令我们的独特光彩得以绽放。

与他人的羁绊越多，我们与他人的差异就越小，个体化程度也就越低；个体化程度越低，我们就越是无法实现宇宙的宏伟目的——我们被如此神秘地创造出来，正是为了实现这个目的啊！荣格提出的个体化概念远非自恋之意，事实上，它是对那股伟大力量的谦卑服从——那力量推动了日月星辰，也推动我们采取行动。每个人都以独特的方式承载着宇宙，借由个体最充分的发展，宇宙亦

1　《孤独》（*Loneliness*），第 ix 页。

取得进步。从定义上看，这就是个体化的意义所在。想要退却，想要寻求他人的陪伴，想要避开那条通向圆满自我的旅程，不仅是对灵魂犯下罪行，也是对宇宙本身的拒绝。

深度心理学的客体关系学派认为，婴儿对"原始客体"（primal objects）——也就是父母——的体验，会对日后形成的"自我"与"他者"的概念产生极其深远的影响，此后余生都不可能彻底摆脱。这种依恋体验，无论是令人窒息的，还是疏离抛弃的，或是居于两者之间，构成了人际关系上一再重复出现的讯息。这个讯息——孩子极为脆弱、需要依赖他人——被过度地接受、吸收，对人的行为产生极大影响。因此，在长大后，人很难认为孤独是有价值的，而是把它视作生死威胁。孤独令人感到忧惧，有时人会借助投射性的愤怒，来激烈地对抗和防御这种感受。正如莫斯塔卡斯所说："人对孤独感到焦虑，攻击性往往是这种焦虑感的伪装，并且可能表现为愤世嫉俗，以及对爱与文化利益的蔑视。"[1]

这么说来，或许理想的父母是这样的：能够为孩子提供支持和保护，同时也能真诚地一再肯定孩子自身的内在资源。这样一来，在分离的各个阶段，孩子就能感受到内心这些资源所提供的支持。大自然并没有让我们赤手空拳地踏上这段旅程。里尔克曾写信给一位焦虑的、没有安全感的青年：

1　《孤独》，第 31 页。

> 我们被置于生活之中，其中的元素都是与我们最为匹配
> 的……我们没有理由不信任这个世界，因为它并非与我们
> 对立。如果说世上有恐惧，那也是我们的恐惧；如果说有深
> 渊，那些深渊也属于我们；如果有危险，我们也必须尽力去
> 爱那些危险。面对困难，我们永远要坚持住，如果我们能遵
> 循这个指导原则来度过人生，那么，现在看来最为陌生的事
> 物，日后将会变成我们最亲切、最可靠的体验。[1]

鉴于童年时期的脆弱，以及塑造环境的能力有限，我们无可避免地会高估关系的价值，低估独处的价值。契诃夫（Chekhov）曾这样挖苦道："要是你害怕孤独，就别结婚。"[2] 当我们能独自待着，却不感到孤独的时候，我们就抵达了独处的境界。能够独处的人，在对人生的独特体验中确实是孤独的，然而这样的人清醒地意识到某种内在的存在，并且可以与之对话。基于这种对话，个体化的进程得以向前推进。若是拒绝这样的成长机会，那就太不幸了。唯有欣然赞成这种对话，有意识且持续不断地重视灵魂的自主性和目的性的价值，一个人才能成为个体。

历史中充满了对孤独的价值的暗示。有两个关于"伟大合一"的神话原型，其中之一就是英雄探险的神话（另一个是"永恒的回

1　《给青年诗人的信》（*Letters to a Young Poet*），第 69 页。
2　《牛津引用语词典》，第 145 页。

归"，即死亡—重生的循环）。此类探险是社会成长的文化范式。探险一般分成三个部分：（1）离家，这意味着离开原有的自我概念；（2）通过受苦受难，经历意识的拓宽；（3）抵达一个新地方，一个新家园，但是到了某个时机，英雄同样也要离开此地。这个神话范式不仅仅是个人成长的模式，它也是一个文化的视野逐渐拓宽的过程。例如，在中世纪的圣杯传奇中，人会得到这样的提醒：我们每个人都有义务走进没有道路的森林，因为走别人走过的路是可耻的。但是，走自己的路，需要的是何等的勇气和智谋，又要承担多大的风险啊！

诺玛三十九岁，在学校里当老师。二十岁出头的时候，她嫁给了一个不成熟的男人，婚姻很快就结束了。离婚这么久以来，她每天都陷在深深的痛苦之中，悲悼自己的孤独——虽然她有好几十段短暂的情缘，还跟另一个不成熟的男人谈过几个月的恋爱。诺玛在以下几种状态中来回切换：憎恨男人、憎恨自己、狂热投入恋爱，或是因为没在恋爱而想要自杀，在手腕上划出不少浅浅的伤口。在诺玛看来，她的人生就像是一个铁轮，她被邪恶的命运绑缚在上面，无可避免地在孤单和沮丧中反复轮转。

有一天来做治疗时她迟到了。她看上去生机勃勃，精力充沛，脸颊上还染着红晕，好像那个束缚着她的铁轮子终于松脱了。她急切地汇报说，她刚跟一个最不可能在一起的男人共度了一天，简直

"爽翻天"。当天晚上或次日早上，她会感到更加空虚，但此刻还没到时候。诺玛的爱情生活——纠正一下，应该说是性生活——是一种无法遏止的上瘾行为。我们都知道，所有的上瘾行为都是人对焦虑的管理方式，无论当事人有没有意识到自己的焦虑。无论他想要的是一支香烟、一杯酒，还是白粉、食物，抑或是另外一个人，联结感暂时抚慰了人人都有的原始创伤。与他者的融合短暂地取代了孤独感。在那个瞬间，人回到了子宫里，通过脐带与宇宙相连，但这只是短短一瞬，然后，就像里尔克所说，孤独感又回来了，像大河一样向前奔流。

诺玛的母亲是个极度自恋的人，那个女人会掌掴诺玛，说她拖累了自己。诺玛的父亲软弱又被动，把一辈子都花在挣钱上——挣到足够的钱，靠买东西来填补生活中的空虚。诺玛唯一体会到的联结和滋养的感受来自她的保姆。诺玛上大学时，保姆去世了，这给她造成了摧毁性的打击。她经常去给保姆扫墓，这位故去的守护人时常出现在她的梦里，尤其是在她感到被人抛弃、最为孤苦无依的时候。

原始创伤最糟糕的后果并不是创伤本身，而是它会扭曲人的自我感，并且造成一种无意识的冲动，让人在日后的生活中一次次地重演那种关系。诺玛的母亲极度自恋，她犹如一个情感黑洞，把能量都吸收进去，却不返还一点点光。诺玛的父亲又如此软弱，既不能呵护孩子，也不能保护她免受妻子的毒害。于是，诺玛对父母的体验塑造了她的孤独，并且在此后每一段恋情中，她都会再次创造那种孤独。

这些扭曲的关系铸就了诺玛的行为模式。创伤令她的内心深处产生了一种无意识的、凄凉的宿命感，影响着她长大成人后的决定。成年人或许能勉强承受住孤独的感觉，可对于孩子来说，这是摧毁性的。而且，诺玛遭受的创伤是双重的。一方面，她在孩童时期缺乏肯定与支持，这被她直观地理解为"我没有价值"，并且被当作一个客观陈述而内化了。缺乏价值感导致她日后只选择两种男人，一种是不能支持她的，比如已经结了婚的，或是自身创伤已经很严重的人，另一种就是她父亲那个类型，太过软弱，没办法满足她"经常需要得到抚慰和情感支持"的需求。

另一方面，孩童时期在情感上的被遗弃感，导致她在恋爱空窗期时体验到难以负荷的、可怕的孤独。在这种时期，她要么痛苦地沉溺在暴饮暴食、催吐、吃安非他命之中，要么就像诊疗迟到的那天，纵情于狂热刺激的性爱冒险。这些上瘾行为就是她对可怕的孤独感做出的反应，童年时她就非常熟悉那种可怕的感觉了——即便她的父母就在隔壁的房间。

对于诺玛来说，分离体验的痛苦程度甚至超出了出生创伤，也超出了我们这些普通人时常遇到的、日常生活造成的无数创伤。她的孤独体验既不能支持健康自我的成长，也无法让她承受住恋爱的分分合合带来的正常变化与不确定性。在她的治疗中，分析师需要为她提供一个保护性的、滋养的环境，也要让她觉察到自己的投射、移情，以及强迫性的重复。但在表面之下，孤独的深渊始终潜伏在那里。

正如我们在前文中看到的，诸多人格失调都源自童年时期遭受的严重创伤，这些创伤摧毁了自我，令人无法拥有温暖的、带有一定风险的、能够彼此敞开的关系。这样的人或许会结婚，或拥有不少恋爱经历，但在他们内心深处，某些东西被关闭了，导致要么亲密关系被破坏掉，要么就不可能与他人建立起真正的联结。带有这类创伤的人，获得疗愈（如果可能的话）需要很多年时间，他们需要不断地重新学习，感受与他人的相处中天然附带的那些可能性。

有人曾问弗洛伊德，在心理治疗中起到疗愈作用的是什么，他给出了一个非常耐人寻味的答案：是爱。弗洛伊德所说的爱，需要一个持续不断的、关爱的情境，这是每个孩子都应该得到的，但极少有人能真正得到，因为父母自身也创伤累累，心中带着恐惧。再强调一遍，正如接纳孤独是个人成长与创造力产生的先决条件，一个人也必须先建立起对孤独的情绪容纳能力，然后，亲子关系造成的创伤才有可能得到疗愈。

上天要求我们承担的东西，往往令人感到沉重得无法承担。这就是在这片名为"孤独"的灵魂沼泽中等待着我们的任务：把不可能承担起来的东西承担起来。而在这样做的过程中，借由穿越沼泽，我们打破了原始恐惧对我们持续了半生的钳制。如果我们带着成年人的洞察与勇气去穿越它，跟它交朋友，奇异的是，那暴虐的钳制就会被打破。一个不能承受原始创伤带来的情绪的人，就只能继续当个受害者。

诺玛的故事很常见，但她的痛苦程度并不会因此减轻。她想知道，为何自己总是没法拥有幸福的亲密关系，可她没有意识到，正是她自己选错了人，或是亲手破坏掉了每一段感情——她不切实际的期望和要求把对方赶走了，这恰恰导致了她最害怕的孤独。要意识到在每一段短暂的恋情中，她都是在重演童年时期与父母的关系，这不仅需要勇气，还需要非凡的想象力。说到底，没有任何疗法能帮助她避开那令她害怕、让她逃避的孤独感。一些出于好意的朋友或咨询师或许会鼓励她寻找"更好的"情感关系，可是，只要她自己依然维持原样，结果就不会有多大区别。对付恐惧的唯一解药就是去经历它，穿越它。唯有去拥抱孤独，才能推翻它的暴虐统治。

在《抛物线》（*Parabola*）杂志的一次采访中，萨提殊·库玛（Satish Kumar）讲到他如何学会在世间独自行走，并因此收获了宁静、友谊和自己的旅程：

当你接纳了身为陌生人的状态，你就不再是个陌生人了……我指的是那种流放者的感觉——感到身边的一切事物都很奇怪、每一个人都很陌生的那种感觉。一旦我接受这个想法，也就是我不一定非得是这个世界的一部分，我就感到了一种自由，反而可以去成为它的一部分了。这种灵魂的释放是个悖论。当我不再抓住这个世界，世界反而成了我的。[1]

"害怕失去世界"的解药，就是放开手。孤独的解药就是去拥抱孤独。就像顺势疗法那样，疗毒的办法就是吞下一点点毒素。

关系的悖论——我们这些西方人似乎认为关系是一切病症的解药——就是，一个人越是能接纳分离的感受，越是能与自己相处，就会拥有越好的关系。关系之所以失败，不仅是因为我们将个人情结代入其中，也是因为我们向关系提出了不可能实现的要求（向它索取它无法给予的东西）。在结婚誓言的背后，往往就隐藏着这种无意识的幻想：他者能够解决孤独这个问题。

绝大多数亲密关系都会先顺畅运转一阵子，形成了某种融合的感觉，但也因此限制了双方的成长，要么就是在不合理的期望之下，关系逐渐凋萎。唯有当一个人能够作为独立的个体进入关系时，健康的关系才有可能建立起来。里尔克认为，真挚关系的核心是与另一个人分享自己的独处时光：

1　《渴望孤独》（Longing for Loneliness），第 8 页。

我认为，在两个人的情感纽带中，最高级别的任务就是：守护彼此的独处时光。[1]

这是我们所能给予对方的最丰厚的礼物——即便我们认识到，对方也是孤独的。

在恐惧之外，在无垠空间的寂静之外，丰盈的生命旅程正在静静等候。当我试图通过把自己的生命旅程转嫁给另一个人，从而避开它的时候，当我由于害怕孤独而向孤独屈服的时候，我不仅违背了我人生的独特意义——实现它正是我此生的召唤，给那个我宣称要去爱的人身上增添了一副重担，我也因此放弃了自己应当体验到的宇宙的丰盈，也就是生命要求我去显化、去表达的那份丰盈。唯有在对"我自己"的激进体验中——不是我的父母，不是你，甚至也不是曾经的我——我才得以体验到生命的富足，这富足往往令人害怕，但它一向使人变得更加充实、丰盛。

在怀疑与孤独的沼泽地中，蕴含着这样的任务：寻找到健康的怀疑精神——甚至能把伊克西翁[2]从往事的铁轮上撬下来；活出那既

1 　约翰·穆德（John Mood），《里尔克选集：爱与其他难题》（*Rilke On Love and Other Difficulties*），第 27 页。
2 　伊克西翁（Ixion）是希腊神话里的一个人物，由于背信弃义而逃到宙斯那里，结果获得宽恕，进入天堂。可他却转头诱惑宙斯的妻子赫拉，震怒的宙斯罚他下地狱，被绑缚在一个永远燃烧和转动的轮子上。"伊克西翁之轮"象征着永恒的惩罚、万劫不复。——译者注

有助于个人成长，又有益于提升一切关系质量的孤独。荣格清晰地
描述了这个神秘的平衡：

> 孤独对陪伴关系未必是有害的，因为没人能比孤独的人
> 对陪伴更敏感；而唯有当每一个个体都牢记自己的个体性，
> 不去与别人认同的时候，陪伴关系才会蓬勃绽放。[1]

---

1 《荣格自传：回忆·梦·思考》，第 356 页。

第四章

CHAPTER 4

抑郁、消沉与绝望

三只乌鸦

苏格兰有一支古老的民谣，叫作"三只乌鸦"。它们饥肠辘辘，知道过不了多久就能找到一个刚刚倒下的骑士，饱餐一顿。骑士的猎犬已经不再追逐野兔，鹰隼也不再寻找猎物，他的心上人也已经另觅良人。所以它们很快就可以拿骑士的骨头筑巢，用他的头发垫窝，再拿他的血肉填饱肚子。

抑郁、消沉、绝望这可怕的"三人组"，好似时常栖落在我们窗外的树上，就像那三只乌鸦一样，等着我们颓然倒下，成为它们的猎物。这不就是《乌鸦》（*The Raven*）中纠缠爱伦·坡的那只灵魂黑鸟吗？温斯顿·丘吉尔（Winston Churchill）不是把他心中的抑郁称作黑色的野兽吗？性格阴郁的卡夫卡（Kafka）将抑郁形容为一只"隐秘的乌鸦"的时候，不是还拿自己的名字用作双关吗？[1] 当这三个家伙潜伏在窗外——不仅是在忧伤黑暗的日子，有时甚至在我们最辉煌、最光鲜的时刻——有谁不感到瑟瑟发抖呢？

这个"三人组"，这群乌鸦，是十分熟悉的存在。在我们就要

1　"我不相信世上还有谁的内心能像我这般困苦；不过，去想象这种人的样子，对我来说依然是有可能的——但是，若要去想象那只隐秘的乌鸦（捷克语中就念作'卡夫卡'），永远在他们头顶上拍打着双翅，就像我头上那只一样，那根本不可能。"《卡夫卡日记：1914—1923》（*The Diaries of Franz Kafka: 1914-1923*），第195页。

入睡之际，它们嘎嘎大叫；它们拍打着翅膀，掠过我们的视线，提醒我们，在道路尽头的地面上，一个坑洞等在那里。

在日常生活中，我们的荷尔蒙会出现波动，白昼时有生物节律，到了晚上，还有被我们称作"睡眠"的能量的显著退行，这些都是正常的。所以不难预料，我们的情绪也会出现周期性的波动。若是世上只有欢乐，却没有对立面与之映衬，我们还能想象得出它的滋味吗？然而在现代文化中，我们就像上了瘾一样，拼命追寻不掺一丝杂质的幸福，从而扭曲了现实。这样的追寻有可能会沦为邪恶。

当任何一件事——哪怕是好事——摒除了对立面的存在，变成了单方面的，邪恶就会插手。当我们被美德裹挟，即便是美德，也会沦为邪恶。想想荣格提出的"阴影"概念，即每一处光明都有与之相对的黑暗面；实际上，荣格还指出，"更多光明意味着更多暗夜"。[1] 想想清教主义那席卷了其他教堂的道德狂热，还有费城的历史，老话说，贵格会（Quaker）到此地是来做好事的——看看他们干的好事。

与阴影的相遇会让现实变得更丰富、更有深度，否则它会继续停留在肤浅的状态；在这样的相遇中，也隐藏着一张通往更广阔

1　《个体化进程研究》（A Study in the Process of Individuation），《原型与集体无意识》（The Archetypes and Collective Unconscious），《荣格全集》，第9卷，第563段。

的意识的邀请函。因此，我们甚至可以说，在一个抱有孩子气的幻想、把纯然的幸福当作目标的文化中，抑郁本身就是阴影的显化。

对于阴影，或许最为实用的定义就是：我身上（或我所属的文化中）令我感到不舒服的东西。因此，抑郁的体验就有如某种道德的失败、宇宙的缺陷，或是一位受到鄙视的、不受欢迎的访客。情绪的波动是正常的、难免的，它是我们人生旅程之意义的一部分。如果一个人不想与自己和世界疏离，就必须认识到这一点。

抑郁：无底的深井

"抑郁"二字的含义是需要区分清楚的。正如癌症有许多种，精神分裂有许多种一样，抑郁也有好几种。它可以细分为"反应性或外源性（reactive or environmental）抑郁"、"内源性（endogenous）抑郁"、"心因性（intrapsychic）抑郁"。它们经常被混为一谈，一个人也有可能同时遭受三种抑郁的侵袭。帮助患者厘清目前的抑郁是哪一种（或哪几种），正是治疗师的任务之一。

当人遭逢失去或感到失望时，反应性抑郁是极为正常的反应。面对婚姻失败、朋友逝去，或是另外一些重大的失去，如果一个人不曾感受到力比多（libido）的消退，那就很难说他曾经真的投入外部现实。唯有当反应性抑郁严重干扰了一个人的正常生活，或是它的持续时间已经长得超出了合理范围，才能称得上是病理性的。

内源性抑郁的根源尚不清楚，但经推测，有可能是生物学层面的原因。典型情况是，此类抑郁是遗传的，往往能在患者的家族成员中找到先例。不过，早先几代人很难得到准确的诊断。这类人非常容易自责，认为心头一直压着的重负都是自己的错。旁人也很容易认为他们不正常。这就好比，在日常生活中，我们绝大多数人是在平地上走路，而他们每一天都在翻山越岭。

我的一位分析对象认为，只要有正确的思维方式和行为，她的身体状况和情绪状态必定就会好起来。为了在上帝和宇宙面前赎罪、重归正途，她努力遵循各式各样的灵性律条，可她依旧抑郁。最糟的是，她为此怪罪自己，认为这都是因为自己没能达到足够高尚的灵性境界。服用了新型抗抑郁药物之后，她的状态好多了，她感到自己重新有了精神，也变得乐观了。诸如百忧解（Prozac）、帕罗西汀（Paxil）、左洛复（Zoloft）、萘法唑酮（Serzone）这样的新型血清素再摄取抑制剂（serotonin re-uptake inhibitors）已经显著提升了数百万人的生活质量，否则他们的身体和心灵还会继续背负极其沉重的负担。

即便识别出了生物学层面的原因，人可能依然得面对生活中那些"正常的"不幸。在我经手的案例中，最难辨析的就是一位二十八岁、患有癌症的男士。显然，癌症的影响，还有漫长的治疗过程足以让他产生反应性抑郁，但他在童年时遭受过虐待，无论是否罹患癌症，都有可能产生心因性抑郁。得知他在患癌前就出现过抑郁症状，而且家族中也有确凿无疑的抑郁遗传模式的时候，我劝他试试抗抑郁药物。药物疗程的第 23 天，他醒来后感到轻松多了，他知道自己已经做好了再次投入生活的准备——与所有正常的不幸共存。

抑郁给人的感觉就像是一口无底的深井，但在荣格看来，心因性抑郁是一口**有底**的井，只是我们需要下潜得很深很深才能发现井底。想想"抑郁"这个词的字面意思，抑—郁，哪些东西被压抑下去了？是生命的能量、意图和目的。它们被压抑，被阻挠，被否认，被侵犯。虽然压抑的原因有可能辨析得出，也有可能辨析不出，但我们内心中的某些东西是抑郁的同谋。甚至可以说，抑郁的数量和质量与被压抑下去的生命力的数量和质量是直接相关的。生命在和生命对战，而我们就是那不情不愿的宿主。

我们通过各种各样的方式，成为自身抑郁的中介。试想，我们如何无可避免地将生活的状况内化于心，尤其是原生家庭的状况。我们条件反射般地编出一套互相交织的，关于我们自己、他人和人际关系的假设。例如，一个孩子对于爱、安全感和情感支持的早期需求没有被充分满足，那么他会无可避免地形成一个错误的假设。孩子会感到自己不值得被悉心照料，因为那些照顾他的人显然认为他不值得。再者，由于早期的照顾者是把孩子与更广阔的世界连接起来的中间人，那么，早期的关系就会成为日后一切关系的样板。

　　我们许多人都背负着抑郁的重担，但很多时候从外表上很难看得出来，甚至还有"微笑型抑郁"这种说法。我们想方设法把日子过好，同时却承担着灵魂中的重负，从不曾感受过轻松的滋味——轻松也是人生旅程的一个组成部分啊。这类抑郁很普遍，往往未经诊断。它会逐渐侵蚀一个人的生活质量。可是，通过感到自己没有价值，应对不了生活的挑战，我们成了它的同谋。

　　在这片沼泽中隐含的任务是，我们需要拥有足够强大的意识，能够辨别出"过去我们身上发生了什么"和"我们现在是谁"之间的区别。"我不是发生在我身上的事；我是我选择成为的那个人"，如果一个人说不出这句话，那么在心理层面上，他便无法前进。认识到这一点之后，他就会明白，生命早期的匮乏感并不代表孩子内在有问题，而是孩子无法掌控的外在环境导致的。这样一来，他就能够渐渐运用那些原先被屏蔽在外的生命能量了。

　　雅各的父母都是专业人士，对他抱有很高的期待，希望他能沿着他们的道路往前走。雅各小的时候，父母对他非常严格，如果他不是样样第一，就会遭到羞辱和训斥。长大后雅各当了医生，不过这不是因为他热爱医药专业或治病救人，而是因为这个职业能为他赢得父母的嘉许。很自然的是，父母的自恋需求依然未经检视，无论雅各做什么，在他们看来都还不够。虽然雅各是个很能干的医生，也从工作中获得了一定的满足感，但他还是在将近四十岁时陷入了抑郁。

中年的抑郁相当常见。虚假的自我与天然的自我之间似乎要发生一场必需的、无可避免的冲撞。虚假的自我源于童年时期，孩子对生活中不可预测的变化做出条件反射式的反应，然后把它们拼凑在一起；而天然的自我渴望表达自己。这两个截然相反的角色冲撞的结果就是神经症。那些选择继续停留在无意识的状态、察觉不到痛苦中蕴含的任务的人，会继续卡在痛苦中，或是继续伤害身边的人。

中年时爆发的抑郁暗示着生命力被压抑了。实际上，它有可能发生在任何时候，只要是心灵渴望被拓宽，或期待发生转变，抑郁就会出现。当"天然的、直觉的自我"与"习得的、反应性的自我感"之间的裂痕进一步扩大，我们就变成了自己最糟的敌人。这种对天然冲动的破坏会导致抑郁，无论我们有没有意识到。出于这个原因，除却情绪的自然波动之外，每个人都会时不时地体验到抑郁。每次感受到抑郁的时候，人都应该提出那个最根本的问题：**我的抑郁意味着什么？**无底之井其实是有底的，但我们必须潜到最深处才能看见。就像吉尔伽美什[1]一样，我们也需要面对"潜入水底，

1　吉尔伽美什（Gilgamesh），目前已知世界最古老的英雄史诗《吉尔伽美什史诗》的主人公，苏美尔文明的代表城市乌鲁克之王。在史诗故事中，吉尔伽美什为了寻求永生，需要潜入海底寻找一种能让人恢复青春的仙草。——译者注

寻找生命仙草"的挑战。

　　为了得到温暖和光，植物会弯弯曲曲地生长，孩子也是一样，有时甚至会严重地扭曲自己。从小到大，雅各一直在扭曲自己，为的是从父母那里得到关爱的能量，但他永远得不到，因为他们的自恋把能量吞没了，却没有返还任何东西。若是按照天性，或许雅各——还有我们——理当成为长途车司机、乡村歌手，或者就是闲适度日，可是为了寻找那必需的光线，只能扭曲地生长。通过梦境与治疗，雅各发现，他当医生并不是为了响应内心的召唤，而主要是为了赢得父母的嘉许。他在这个选中的领域干得很不错，这证明了他的能力，但同时也证明他灵魂的意向变形得多么严重。这怎么可能不抑郁呢？幸运的是，雅各拥有潜入抑郁、触探井底的人格力量。从那里起步，他逐渐开始疗愈自己的灵魂。

　　另一位男士名叫爱德华，他继承了家族的生意。很多人会认为，这相当于轻松迈入了有权力又富足的人生，但在他看来，这犹如一个陷阱。他自己的梦想与此大相径庭，但他觉得自己理当对配偶、家族、员工们负责，命中注定他应该服务于大家的共同利益。他的灵魂渴望去创作音乐，进入艺术家的世界，但他的职责也很明确。每当他想朝着自己的梦想迈步时，他就会被内疚压得喘不过气来。在我写作这本书时，爱德华依然承受着内疚与抑郁的重压。他能将职责与渴望之间的紧张状态维持多久？我相信还会很久，直到

"超越功能"[1]出现，到了那时，他就会明白自己的路，他的抑郁也会成为历史。

雅各与爱德华的困境让我们深受触动，他们的境遇中存在一个悖论。如果雅各想成为自己，那就必须放弃当年那个孩子的合理期待——希望父母接受他本来的样子。如果不放下这个期待，并转而学着爱自己、给自己提供情感支持，那就意味着他还会继续抑郁下去。要走出抑郁，我们往往需要冒风险——鼓起勇气面对我们最害怕的东西，挪走那些阻碍我们自然生长的东西。如果爱德华决定追随灵魂的召唤，他很可能会一头扎进焦虑之中，因为这正是他的内疚试图防御和对抗的，即对孤立感的焦虑——辜负群体的期望会令他孤立。

于是，我们不得不面对一个艰难的抉择：焦虑还是抑郁。如果我们向前走，就像灵魂坚持想做的那样，焦虑感可能会席卷我们。如果我们不向前走，就要继续忍受抑郁，也就是继续把灵魂的使命压抑下去。在这个艰难的抉择面前，我们必须选择焦虑，因为焦虑起码是一条通向潜在成长的道路，而抑郁是停滞，是被生命打败。

我们也有可能经历普遍性的抑郁。就像许许多多的人曾经遇

1　超越功能，transcendent third，或 transcendent function，是荣格提出的一个重要概念，"心理学的超越功能产生于意识和无意识内容的联结……意识与无意识结合在一起，从而产生一种新的态度"。对这个概念的详细解释请参见《心理结构与心理动力学》第一部分中的"超越功能"。——译者注

到、如今也依然在面对的一样，我们会受困于性别限制、阶层与经济条件的限制，在这种情况下，抑郁是非常普遍的现象。人们会看到整个国家层面上的抑郁（就像我在爱尔兰看到的那样）。如果时代的神话与我们的灵魂不相符，我们可能会遭受文化层面上的抑郁。如果我们被要求扮演的角色与自己的内在形象不符，差异往往就会以抑郁的形式表现出来，而我们却浑然不觉。当一个人不知道自己身在井中，就很难去潜入井底了。

荣格学派认为，神经性抑郁症（neurotic depression）是有疗愈意义的。心灵的这种表现代表着服务于自性的能量出现了退行。这就像我们在夜间的退行，即睡眠，是为了让身体和心灵恢复平衡，获得疗愈。打个比方，如果我们身上有某个重要的部分失落了，那我们肯定要回去（或潜入深处）把它找到，带回表面上来，去整合它，把它"活"出来。就像萨满巫师会进入灵性世界，把分裂的灵魂修复好再带回来，以便重新整合，我们也需要找回落下的东西，把它带回表面。

深度分析师们会密切关注梦境，因为梦不仅来自井底，更来自井底之下那口更深的井。因此，我们会提倡使用积极想象的技巧，来激活那些被压抑下去的心灵内容。当我们能够把这些素材表现出来，带入意识中的时候，我们通常都会发现抑郁减轻了。心灵运用抑郁来唤起我们的注意，告诉我们，有些事情已经很不对头了。一旦我们理解了抑郁的疗愈意义，循着阿里阿德涅的线团[1]，走出自己的迷宫，抑郁甚至可以被我们视作朋友。毕竟，如果我们不曾感觉到这般刺痛，说明心灵可能早就死掉了。刺痛与痛苦都是讯号，说明那些至关重要的东西还在，正等待着我们邀请它回到世界中来。

　　每一片沼泽中都隐藏着任务。我们需要拿出莫大的勇气，去承认抑郁的价值，去尊重它，而不是试图吃点药把它赶紧治好，或是用其他事物将我们的注意力从痛楚中转移开。在心底深处沉潜着的，是有待揭示的意义，它们脱离了意识，但依然是鲜活的。尽管抑郁把能量从意识层面的生活中抢走了，但那些能量并未消失。它们沉在底层世界，就像俄耳甫斯[2]需要深入地府，去面对那些黑暗的力量一样（或许还要用魅力打动它们），我们也必须深深潜入抑郁中去，找到灵魂最珍贵的宝藏。

消沉：无精打采的国度

　　精神（spirit）与灵魂（soul）的区别是什么？如果说灵魂是生命的目的性，是大自然给予个体的投资，那么精神就是能量，是力

1　阿里阿德涅（Ariadne），希腊神话中克里特岛国王米诺斯之女，用一个线团和一把剑帮助忒修斯走通迷宫，杀死了公牛怪。——译者注

2　俄耳甫斯（Orpheus），希腊神话中的重要人物，被视作诗人和音乐家的典范，能用音乐迷住世间万物。他为了拯救妻子而深入地府，用音乐打动了冥王夫妇。——译者注

比多，是人生旅程中的厄洛斯[1]。当我们感到抑郁的时候，会说自己"无精打采"，也就是失去了继续走下去的能量。正如前文所说，那些能量依然还在，但已经沉入了井底。消沉就是精力被抽走的感受，我们的能量不足了，没办法继续穿越荒原。有谁不曾周期性地在倦怠、郁郁寡欢和迷茫这样的干涸地带停留？有时候，我们甚至一待就是好几年。

从词源上看，desuetude（消沉）这个词的意思是"废弃、不再使用"。把生活必需的心灵能量抽走的因素可能有无数种：身体上的疾病，即肉身注定要承受的各种自然冲击；疲惫；当然还有情结的影响——它们把能量从意识层面上吸走。我们观察梦境与症状，为的是找到能量目前停留在哪儿，它想去哪儿，追随它的流动，这样就可以追踪到丢失的能量。

在中世纪的语言中，每个人都会时不时地陷入怠惰，即精神上的萎靡不振，这也被称作"修道士的疾病"。从中世纪的生理学视角来看，灵魂是湿润的，如果它变干了，人就会遭受精神干涸的痛苦，心灵变成一片荒原。大概是修道士们简朴的生活方式，强制性的虔诚，保持清贫、贞洁和服从的誓言，更不用说还有单调乏味的环境，这些因素导致精神日渐凋萎。这就跟被关进监狱差不多。正

1　即 eros，在精神分析中主要指生的本能，与死本能对立，是一种具有创造性和建设性的积极力量。——译者注

如马克斯·派珀（Max Piper）所言："怠惰的本质就是一个人拒绝准许自身的存在。"[1] 无论超我与外界环境的要求是多么合乎规范，放弃自身的独特性，把自我的旅程牺牲掉，即是在伤害灵魂。附带的结果就是精神凋萎了。

　　与怠惰类似的体验是倦怠。从长远来看，只要心灵被引导的方向与它的自主渴望相反，或是它不得不服务于某些与自身渴望相悖的价值观，倦怠就会出现。现代社会的许多工作都是重复性的，而且被限制在人造的环境中。即便是专业人士，也会被局限在狭窄的职业训练领域，而这些领域往往很少在乎个人灵魂的价值与多样性。事实上，我们可以说，一个人的外在成就越大，从社会中得到的回报越多，就越有可能被这种成功钳制，成为日益增多的期望与义务的囚徒。这样的成功会将灵魂紧紧束缚住。倦怠是个最不受欢迎的访客，当我们对工作的热情逐渐消退，欲望开始消沉的时候，它就会频繁造访。查尔斯·凯莱布·科尔顿（Charles Caleb Colton）观察到："倦怠造就的赌徒多过贪婪造就的，造就的酒鬼多过干渴造就的，而它造成的自杀可能跟绝望造成的不相上下。"[2]

　　我们这个时代仿佛有种神话：我们的"产出"应当越来越多，还要越来越快，而我们是什么样的人，主要取决于那些可见的产

1　《牛津引用语词典》，第 374 页。
2　《牛津引用语词典》，第 106 页。

出。当今时代，没有一种羞耻感——无论是性丑闻、财务危机，还是在品位上闹了笑话——能比得过"感到自己不够高产"。我们不得不重复自己，就像戏路被定了型的著名演员一样，迫于公众的期望，只能反复扮演同一类角色。越来越多，越来越快，可是，正如作家让·保罗·里克特（Jean Paul Richter）说的，"一心求快，反倒愈慢"。[1]

　　在我们的先祖看来，时间就像一条宽阔的柱廊，人们可以从容地探索各个角落，而在我们看来，时间总是不够用，该做的事情总是做不完。出于对成功的狂热追捧，对满足期待的强迫性渴望，我们遭遇了倦怠的折磨，以及名为"消沉"的灵魂的衰弱无力。

　　就像其他沼泽地一样，这里也有一个心理层面的任务出现。生命赐予我们的能量足够走完这趟旅程。应该承认的是，其中有不少确实需要用于维持生存，但是，遭受消沉的折磨时，我们必须明白，这说明我们违逆了自己的心愿。对于我们这些生活在工业化国家里的人来说，生活或许比我们设想得简单。心灵有两种自主行为：情绪功能，能量之流。这一对孪生的资源是永不会出错的生活指南。任何一个孩子、任何一个农人都自然地知道这一点，可我们绝大多数人都忘记了。

　　情绪功能告诉我们一件事是否"对劲"。不幸的是，我们太多

1　《牛津引用语词典》，第 867 页。

人早已与这项资源失去了联结，有时甚至会为了高产而故意不听它的指引。我们无法选择情绪，情绪犹如自主生成的、对生活的定性分析。我们能做的选择只有一个：把情绪带入意识中来，然后决定要不要依据它们采取行动。同样，能量的潮起潮落虽然是人体的自然功能，却也是至关重要的指引，告诉我们某个选择对不对、是否适合我们。如果我们在做的事是对的，能量就会有。但我们经常不得不把情绪和能量引流到毫无灵魂可言的任务上去。我们学会了这样做，是因为从中能得到报偿，而且如果不这样做的话，我们就会感到耻辱。

然而，在消沉中，在了无生气的状态中（我们自己正是造成这种状态的同谋），一项名叫"意识"的任务正在轻轻振动。荣格的提问一直在我们耳边回响——这个人在回避什么？在绝大多数情况下，我们在回避"为自己的人生负起责任"。在童年时期，我们发觉自己没有力量，我们记住了这一点——往往记得过于牢固；我们把权威人物和社会规范内化到心里，长大后，身为一只成年的工蚁，我们就像奴隶一样为它服务。若要违逆它们，我们会感到"非真实的内疚"与焦虑。可是，消沉这种体验，也就是不再运用能量为灵魂服务，让我们与真实的自我渐行渐远。

唯有诚实地观察能量是如何失去的，我们才能追踪到断裂发生的位置。失去的能量是可以找回来的。如果我们选择为灵魂服务，能量就会回来，并服务于我们。听从内心的召唤，活出真正想要的生活——做出这个选择，同时应对生活中所有的迫切要求、实现对他人的承诺，这些责任始终都是我们自己的。消沉是灵魂提出的抗议，它把能量从我们这里撤走，因为它不赞成自我运用这些能量的方式。我们可以无视无意识发出的如此强有力的宣言，但接下来就等着看症状加剧吧。灵魂是蒙骗不住的。那不满的隆隆声虽然令人不快，实际上却是一种友好的警告，提醒我们需要做出改变。当我们作出响应，能量就会回来了。

绝望：最黑的乌鸦

绝望就是没有希望，没有可能性，没有选择。在犹太教与基督教的传统中，绝望是一种罪，因为它是对上帝旨意的违逆，它为无限加上了限制，制约了造物主的神力。从许多方面来看，绝望都可以说是忧郁状态中最糟的，因为它似乎毫无出路。绝望甚至阻碍了雪莱（Shelley）那充满英雄气概的反抗，在《解放了的普罗米修斯》[1]中，他曾发出这样的指令：我们应"始终心怀希望／直至希望从绝望中／创造出它心之向往"。同样，曾任英国首相的本杰明·迪斯雷利（Benjamin Disraeli）显然深知失败、偏见与失去的滋味，他曾说

1　《解放了的普罗米修斯》（Prometheus Unbound），《雪莱诗集》（*The Poems of Shelley*），第 268 页。

过："绝望是蠢材得出的结论。"[1]

可是，我们有谁不曾品尝过绝望的滋味？外在与内在的力量携起手来对付我们，它们比我们那微末的力量强大太多，别说打败它们，即便是与之对抗都很艰难。有谁不曾动过认输的念头，甚至恨不得一死了之，好终结那痛苦难耐的紧张，那因混沌带来的折磨？有谁不曾像旅鼠一样，盲目地奔逃进"绝望"的血盆大口中，因为已知的恐惧总好过想象出来的恐惧？加缪在《西西弗斯神话》(*The Myth of Sisyphus*)中指出，真正的哲学问题只有一个，那就是自杀；生存还是毁灭——那才是问题。如果我们拥抱了绝望，决定自杀，也算是做出了选择，可是，我们选择的这条路通向的不是生机。努力活着，拥抱绝望，接受对立两极的痛苦撕扯，这至少保留下了解决问题的可能性，向前走的可能性。

在《自杀与灵魂》(*Suicide and Soul*)一书中，詹姆斯·希尔曼(James Hillman)提出，即便在绝望的时刻，当一个人想去死的时候，他真正想要的并不是死，而是立即发生彻底转变。最黑的乌鸦在我们耳边低声提议，说这个决定性的行为会解决问题，但实际上它带来的只有永远的止息。希尔曼说，如果一个人能够接纳"彻底转变"的含蓄愿望，就有可能催动改变发生，否则，人不会从那个决定性行为所带来的有益想法中获得好处。

1　《牛津引用语词典》，第 185 页。

　　然而说说是容易的，在绝望所代表的修辞怪圈中，任何争辩都会被"毫无希望"给快速驳回。任何解决办法都像是稻草人，被"不可解决"的逻辑轻松掀翻。绝望背后的逻辑是来回重复的，它把尚未被证实的事当作论证的前提，犯了循环论证的错误，在这个毫无希望的循环中，几乎看不到出口。

　　在我能想到的关于绝望的深思中，无人能与杰拉德·曼利·霍普金斯（Gerard Manley Hopkins）在 1885 年写下的《腐朽的慰藉》（Carrion Comfort）比肩。霍普金斯是一位耶稣会士，他个人的痛苦与他每日履行的神职息息相关。他写作，是因为必须写，是因为他需要向自己忏悔，因为他需要一个空间，来做他的灵魂沼泽地的功课。他在美学上的敏锐细腻，对语言和概念的娴熟运用，以及独特的写作风格，都令他成为现代文学真正的先驱，可在他生活的那个时代，只有寥寥几人读到他的诗作，感受到他的挣扎。他的几篇诗作，包括这首《腐朽的慰藉》，如今被人们称作"阴郁十四行"（the terrible sonnets），因为这些诗句描摹出一个处于危难中的灵魂感受到的恐惧。

　　　　不，我不要，绝望啊，你这腐朽的慰藉，我不要享用你的盛筵
　　　　我不要解开心中最后这几根维系的绳索　就算它们已经快要松脱

疲惫至极的我　不再哀叹"我再也不能"我能

能做点什么　我能期待　盼望白日到来　不选择死去

可是啊　你这可怕的力量啊　你为何待我如此粗暴

用撼世的右足将我践踏？用狮子般的利爪将我扫划？

用吞噬一切的黑眼睛　扫描我伤痕累累的筋骨

你掀起暴风骤雨　我已匍匐在地　惶然　狂乱　避之不及

为什么啊？是要让我的稻壳纷飞飘散　好露出莹润剔透
的谷粒

在那番挣扎之中　纠结之中　自从（似乎是）我亲吻了
权杖

应该说是执杖之手　看啊　我的心　积攒起力量　也将欢欣
品尝　我想大笑　想欢呼

可为谁欢呼呢？为那位将我猛推重踏的英雄？

还是为了与他对战的我自己？哦，为了哪一个？还是
说，我们两个都值得？

那一夜　那一年

那如今已经止息的黑暗　可怜的我　与我的上帝（我的上
帝！）苦苦对战[1]

1　《诺顿诗选》，第858页。

在霍普金斯运用跳韵[1]表现出的力度与炽热情感中，读者能够感受到他内心争斗的力量与诚挚，而且，胜利的战果来得实在艰难，这样的争斗若是多来几次，人很难经受得住。

请注意看，绝望那迂回式的逻辑甚至把说明性的句子都变成了一连串的否定："不，我不要……不要……不要……"读者能感受到，他差一点就要彻底放弃信念，差一点就失去了人性，然而他还是找到了力量，加入最后的战斗。我们能看出，他要对抗的东西远比"令人畏惧"更强大。那个与他的灵魂对战的"存在"，被直观地称为"你这可怕的力量啊"，它具备能将世界撼动的力量，它震慑他，重重地压住他，那犀利的眼光就像在扫描他一样，看穿他灵魂的最深处。谁能在这种遭遇战中幸存下来？谁不想逃入绝望的甜蜜之中，尽情享用那腐朽的盛筵，那灵魂战死后的残躯？

霍普金斯感到，即便在他宣誓服从、亲吻过圣物之后，绝望还是有增无减。然而，他内在的某个地方凭直觉知道，他的灵魂正在摸索出路，正在痛苦中穿越某个辽阔的平原，某个如灵魂般浩瀚无垠的风景。凭着直觉，霍普金斯知道，在自己的内心中，是神的反对者与拥护者在对战。他的**冲突**，他的争斗，发生在一个超越凡俗的平原上。他与上帝，即那位掌管天国的英雄对战，然而，在这场

1　跳韵（sprung rhythm）是霍普金斯提出的一种英诗格律，其特点是强调诗行中的重读音节，让诗句呈现出自由的、节奏分明的效果。他认为这种韵律更加接近自然的说话方式。——译者注

令人生畏的与神的遭遇战中，他承受住了绝望的**冲突**，没有屈服，而且他似乎和约伯一样，得到了祝福。那是"我的上帝！"，即他的上帝，赐予他丰厚的祝福——那广阔得令人生畏的人生旅程。

　　用迪特里希·朋霍费尔（Dietrich Bonhoeffer）的话说，世上没有"轻易得来的恩典"。[1] 如果幸存下来，你会得到祝福，可有谁愿意赶赴这种战场？正如霍普金斯在另一首"阴郁十四行"中提醒的那样：

> 念头啊，念头中有高山峻岭 悬崖绝壁
> 骇人 陡峭 崖底有多深 无人知晓
> 从不曾临渊而立的人 会将这危崖小觑[2]

　　从灵魂的骚动中，从发自肺腑的绝望中，霍普金斯绞尽脑汁，追寻意义。他领悟到了，进而确认了，这一切痛苦，是因为他被选中，去面对生命"存在"的深度。在他的**冲突**中，在几近溃败的危险时刻，我们发觉他勉力留住了尊严，而这尊严拯救了他。给他带来胜利的，是这场争斗的性质，远非其结果。我们能联想到凯尔特神话中的库丘林（Cuchulain）[3] 那充满英雄气概的绝望，他远涉重

1　《狱中书简》（*Letters and Papers from Prison*），第 112 页。
2　《没有最糟，永无尽头》（No Worst, There is None），《诺顿诗选》，第 858 页。
3　欧洲凯尔特神话中爱尔兰太阳神的儿子，一位非常伟大又非常嗜血的阿尔斯特英雄。——译者注

洋，在侵染了绝望的希望中挥舞着长剑。我们能感受到，他们渴望
倒在绝望的沙场之上，在这样的战役中，英雄们配享"英烈"的荣
耀。对于丁尼生对那位暮年的远游者的描写，就算头脑不认同，心
灵也会：

> 死亡终结一切 但在这之前
> 还有一番高贵的事业可干
> 这方才配得上是 与神争斗的人 [1]

在这充满英雄气概的冲动中，人走出了受害者心态。且不论结
果如何，不论解决办法与成败，人感知到了争斗本身包含的救赎价
值。埃斯库罗斯与雪莱笔下的普罗米修斯，遭到心怀报复的宙斯的
绑缚，但他是自由的，在这伟大的自由面前，神力无边的宙斯颤抖
了。加缪笔下的西西弗斯，同样受到神之惩罚的绑缚：他一次次地
将巨石推到山上，然后只能看着它一次次地滚落，永无休止。但西
西弗斯比欺压他的诸神更自由。他选择了推动巨石，而不是屈服于
推石头的命运，由此，他将力量从诸神手中夺过，并留住了自己的
尊严。在灵魂的这种行为中，人得到的是悲壮（tragic）。与生命的
悲壮感对立的是感伤（pathos），从中衍生出 pathetic 这个词，意思
是"可怜、弱小、无助"。悲剧，以及那无可避免的战败结尾，是

1　《尤利西斯》（Ulysses），《诺顿诗选》，第 704 页。

带着英雄气概去主动拥抱生命中的**冲突**。被动的受苦受难则是把自己放在受害者的位置上，是可怜的、羸弱的。

在与绝望的遭遇战中隐含着这样的任务：尽力斗争下去，不当受害者，而是选择成为英雄；拒绝可怜，选择悲壮。当然，人生都会以死亡而告终，这可以视作一种战败，但也可以视作是天地或神祇的智慧，它将自我那微薄的力量升华为理解与领悟。而绝望中蕴含的任务不是去否认那些可怕的感受，也不是被迫放弃身为人类的那为数不多的尊严，而是努力承受住痛苦，朝着绝望那冗赘的逻辑怪圈之外走去——无论在圈外等待我们的是什么。

这些可怕的乌鸦——抑郁、消沉与绝望——会一直栖息在我们的窗外。无论我们如何有意识地努力赶走它们，它们总会回来，一次又一次，那粗嘎的叫声扰乱了名为"否认"的清梦。就把它们看作某种提醒吧，不断提醒我们记得自己的任务。即便是在嘎嘎的叫声中，在那些讨厌的身影中，我们依然可以做出选择。

第五章

CHAPTER 5

强迫与上瘾

地狱一季

　　是什么让地狱成为阴森恐怖的象征，或者说，为何会有地狱这个概念？它是怎么出现的？我们何曾停止过对这些问题的思索！但丁所写的"深入幽冥之国"指的是什么？《失乐园》呢？诗人兰波（Rimbaud）的《地狱一季》（*Une Saison d'Enfer*）呢？等我们到了中年，如果我们还算有点自省能力的话，有个想法必定出现过："人生中唯一的常量就是我们自己。"无论我们多么希望把遇到的问题归咎于父母、社会或伴侣，我们总会不停地和自己相遇。

　　我在苏黎世荣格研究所（Jung Institute）的中年体验就十分典型。我很自然地以为，这个课程肯定和其他研究生项目差不多，对我来说不在话下。可是，这段经历更像是一桩禅宗公案。我就是问题，我就是根源，此前形成的自我如今变成了障碍。"非我"或许才是唯一的答案。自我希望保住自己的地位，捍卫自己的假设，这很自然。可是，必须拆掉的恰恰是自我。就像俗话说的，无论去哪里，我就在那里。或者，像弥尔顿观察到的：

　　　　我真可悲！我该飞往哪里，才能躲过
　　　　这无尽的愤怒，无尽的绝望？

无论我飞向哪里，都身在地狱；我自己就是地狱。[1]

或者是克里斯托弗·马洛（Christopher Marlowe）在《浮士德博士的悲剧》（*The Tragical History of Dr. Faustus*）中写到的："什么话！这里就是地狱，我并没有离开。"[2] 以及：

> 地狱没有边界，也并非处于一个固定的地方
> 我们所在之处即是地狱
> 哪里是地狱，我们就会永远待在哪里[3]

地狱最恐怖的一点就是没有尽头。无论是什么样的苦难，只要有尽头，我们就能够忍受。如地狱般恐怖，即是毫无希望，永无休止，也无从解脱。卡在原地，即是身在地狱。在但丁的想象中，地狱是如同螺旋下降般不断加深的道德堕落。从中我们可以看出，他认为的道德堕落的后果就是，一个人卡在自己的选择所延伸出的象征中，不得解脱。

比如，阿谀者们谄媚了一辈子，因此整个人都被浸在粪溺坑中，污秽一直淹至下巴。不由自主地，他们会永远保持这种个性，因此今后他们还是会满口粪汤。享乐主义者呢？命中注定他们要一

---

1 《失乐园》（*Paradise Lost*），第73—75行。
2 《浮士德博士的悲剧》（*The Tragical History of Dr. Faustus*），第76行。
3 出处同前，第120—122行。

遍遍地推动巨石，永无休止。贪食者的命运也是注定了的，因为他们误解了何为真正的饱足，不知道真正的灵魂食物是什么。在地狱最深处的那一圈，叛徒们被冻结在冰里，心中的冰冷是对他们永久的惩罚。

总之，但丁的观点是，我们会继续保持从前的样子，更有甚者，我们会一直卡在这种状态中。这话听上去有点熟悉了吧，因为有谁不是越来越像"自己已有的模样"，觉得自己就像命中注定一般，永远无法摆脱那些重复出现的强迫行为？这里就是地狱，我们自己即是地狱。

强迫思维：不请自来的念头

强迫思维，指的就是一个想法侵入了意识，而它的力量强大到足以取代意志。这种对意识的篡夺自然会令我们感到焦虑，因此我们会立即做出某些条件反射式的行为，想去安抚这个不请自来的念头引发的紧张感。我们每个人都会产生强迫想法，也都会随之做出强迫行为。

有时候，我们对这些强迫思维—强迫行为的戏码是有意识的，有时候则没有。有时，我们会发展出一些以魔法思维为基础的个人仪式，为的是降低自己的焦虑程度；我们经常做出眨眼、绞扭手指之类的动作，甚至都没有意识到自己在做什么。一般来说，这些行为对意识的干扰不大，我们也就容忍了。但有时候它们会控制我们，严重妨碍我们的生活。

　　罗杰是个三十五岁的男人，从事电台广告销售工作。他婚姻幸福，有两个女儿。由于他的工作性质，他需要天天在路上奔波。只要看到一个漂亮女人，或是想到一个，甚至是听到相关的歌曲，他就非得找个付费电话打给太太不可，好把这些颇为寻常的念头告诉她。起初，他太太感到很好笑，随后她开始觉得不对劲，直到她被这频繁的打扰惹急了。她坚持要他去做心理治疗，把问题解决掉。

　　这种不请自来的念头影响的范围越广，其根源出现的时期必定就越早，处理起来也越是棘手。罗杰的父亲很早就过世了，是母亲把他带大的。她是个虔诚的清教徒，把他的童年管束得死死的。在强悍母亲的训导之下，在罗杰看来，任何关于身体、性欲，甚至只是关于女人的想法，都是污秽的。他的天性与后天得到的教化之间出现了深深的裂痕，但凡想到与性有关的事，他就会感到内疚，这种内疚一层层地累积起来，加之他念的又是教会学校，导致裂痕变得越来越大。多年后，只要罗杰看到有魅力的女人，或是有了性幻想，这道裂痕就会被激活。

　　在前文中我们已经看到，内疚往往是对抗焦虑的防御手段。那些想法都再正常不过，但罗杰被内疚压得喘不过气来，为了减轻压力，他会立即做出这样的强迫行为：向妻子坦白，就好像她是个严厉的修女，或是满腹狐疑的母亲。他这是在重演童年时期的恐惧，把妻子当成了母亲——对罗杰来说，仅仅是承认这一点都颇为困难。这个裂痕如此之深，以至于强迫性的想法和随之而来的内疚都根植在心里，很难撼动。虽然他没办法单凭意识的力量把旧想法连根拔除，但他确实想办法改变了自己的行为，他把忏悔都写下来交给了分析师，不再烦扰太太。

乔治心中的创伤也很严重。他记得九岁那年，他亲眼看着母亲走出家门，上了陌生人的车子，面无表情地回望了他一眼，然后再也没有回来。多年后，他结了婚，却坚持认为妻子也会离开他。他跟着她，想控制她的生活，在脑海中幻想她与其他男人在一起。周年纪念日的时候，两人去一个很远的城市旅行。洗澡的时候，酒店的客房服务到了。就在那短短的一瞬，乔治认定妻子与她的神秘情人有个联络人。当妻子建议他去做心理治疗的时候，他坚持要她去做催眠，把实话说出来，而且还要做各式各样的测谎——她真的做了，而且也通过了测试。

和罗杰一样，乔治也忍受着原始创伤的折磨，也把妻子当成了母亲，就像俄狄浦斯（Oedipus）把母亲变成了妻子一样。悲哀的是，这两人的创伤都形成得太早，以至无法碰触，也没法解决。认知疗法、行为矫正、积极想象——这些方法都无法动摇他们强迫性的错觉。

　　强迫性的想法会给人造成伤害，但在有些案例中，它化作欲罢不能的"迷恋"，确实点燃了人的创造性，或是让人找到了存在的理由。有人问雕塑家亨利·摩尔（Henry Moore），如何做到在数十年间始终保持旺盛的创造力，他答说，他的激情太多太浓，没法雕凿得完。

　　荣膺诺贝尔奖的诗人威廉·巴特勒·叶芝（William Butler Yeats）同样也遭受了迷恋带给他的长达五十年的折磨。1889 年，他遇见了美丽的爱尔兰革命家茉德·冈（Maud Gonne），当时她伫立在门口，盛放的苹果花像画框一般镶在门边。叶芝后来说，自从那一眼起，他一生的烦恼开始了。五十年后，在临终的床上，他依然在写她。她去哪儿，他就追随到哪儿。他向她求婚了许多次，次次都遭到拒绝。他提出放弃创作，投身到她的世界中，但她继续沿着自己的政治道路向前走去——这条路通向了北爱尔兰冲突，构成了爱尔兰的悲惨历史。他知道，她走在一条命定的旅程上，而他无力拯救。于是他开始为她写作。

> 一个女孩的身影浮现 红唇凄然
> 宏伟的世界仿佛浸没在泪水中
> 像奥德修斯与多舛的船队般命中注定

也如普里阿摩率众　傲然殉城 [1]

此后的数十年里，他对茉德·冈的浓烈迷恋始终持续着。有时候他陷入绝望和感伤，甚至想要自杀。

可是我啊　穷困潦倒　有的只是梦

我已将梦铺在你脚下

轻一点踩吧　因为你踩的是我的梦 [2]

茉德嫁给雇佣兵约翰·麦克布赖德（John McBride）的时候，叶芝感受到的是双重的拒绝：她不仅选中了别人，而且那个人简直处处是他的反面。后来，因 1916 年复活节起义（Easter Rising）失败，麦克布赖德被英国人处决，叶芝赶到茉德身边，再次求婚，结果再次遭拒。爱迷心窍的叶芝气得发疯，竟向茉德年轻的女儿伊索尔达求婚，明智的伊索尔达一听就知道这是个坏主意。后来，心灰意冷的叶芝娶了一位英国女子，拥有了幸福的婚姻，还生了两个孩子，可即便在临终前，他还在牵挂着茉德。

文学系的学生或许要感谢茉德的铁石心肠，这是因为——借用

1　《爱的忧伤》（The Sorrow of Love），《叶芝诗歌与剧作选》（*Selected Poems and Two Plays of William Butler Yeats*），第 14 页。

2　《他希求天国的锦缎》（He Wishes for the Cloths of Heaven），出处同前，第 27 页。

奥登（W.H.Auden）在悼念叶芝的诗中形容爱尔兰的措辞——她"将他刺伤成诗"。叶芝承认，他是多么愿意交出自己的文采，换得与她携手：

> 若她真的理解了　谁又能说
> 筛子里会有什么摇落？
> 我或许就将抛却这些贫乏的字句
> 心满意足地投入生活 [1]

　　浓烈的迷恋点燃了叶芝的诗情。不过，和罗杰和乔治不一样的是，他至少还可以把痛苦升华成艺术。没人能说清，为何偏偏是这位女郎如此强烈地激活了他无意识中的阿尼玛，以至于在他心中占据了这么重要的位置。

　　从痴缠之人的现象中，我们可以看到，当心灵中某些至关重要的因素被投射到另一个人身上时，会出现另一种结果。切勿把那种强迫性的想法与爱混为一谈；那纯粹是投射，绝大多数情况下，它反映出生命早期亲子关系的某些状况。孩子都需要依赖父母，因此父母对孩子的心灵有着强大的影响力，于是，创伤、融合的身份、最深层的关系互动状况，都深深镌刻在心灵之中。被激活之前，无意识的念头一直保持在被压抑的状态；激活之后，它会被投射到另

1　《文字》（Words），出处同前，第32页。

一个人身上。如果那个人身上具备我们缺失的碎片，并因此承载着我们的全部幸福（或是恰恰相反，成为我们最大的恐惧），强迫性的投射性认同（projective identification）就发生了。

"坠入爱河"就是投射性认同的结果。恋爱之所以让人感觉那么美好，就是因为在那个短暂的瞬间，对方能将我们缺失的碎片"反映"回来。从自身那片刻的完整感中，狂喜的感觉油然而生。显然，对方身上也会有与我们自身的无意识不同的品质，因此这种投射不会持续很久；当现实取代了幻想，我们会感到冷淡和漠然，甚至会厌憎对方显露出来的"弱点"，于是，"爱"往往就被这些感受取代了。我们都知道痴迷的爱是什么样子，这是因为它承载着我们最原初的投射——不仅仅是童年时期遗留下的那些，还有源于生存困境的投射，即孤独地存在于一个在浩瀚虚空中不停旋转的星球之上。

正如罗杰与乔治被困在孩子对父母的需要中，叶芝被困在他对一个女人的投射中。诸多证据表明，她完全不适合当他的伴侣。无法拥有的人或事进入了意识，因此变成了强迫性的想法，或欲罢不能的迷恋。不请自来的念头携带着大量情感，威胁到了心灵的稳定状态。由于失去了平衡，我们于是做出了看似不理性的、有破坏性的举动，但它们都是无意识念头的合理结果。

显然，在这个阴郁之地，我们需要面对的任务是把无意识的心理活动带入意识。这个任务最为艰难，有时候会由于我们承受不了而不可能做到，于是，强迫思维与行为就继续存在下去，我们也继续滞留在地狱之中。我们已经看到，由于那些不请自来的念头通常都深深根植于早期经历中，而且往往是童年时期，对当年的那个孩子来说，我们如今受到召唤、需要面对的那些事情实在过于沉重，根本无法承受和消化。正是对那些多到无法承受的情感的反射性记忆，令强迫思维和行为得以运作。

　　成年人有能力承受那些"无法承受"的东西。比如："我很孤单，真的很孤单。没人会陪伴我、支持我。""我会受到伤害，重重的伤害。""他们不会照顾我的，也不会满足我的需求。""我怕疼，我害怕那种害怕的感觉。""我没能力承担起自己的人生旅程。如果没人来拯救我，我会过得很惨。"

　　看，就是这些。这些秘密埋藏得如此之深，无可避免地对我们的灵魂产生影响，以至于我们既不能面对它们，也无法战胜它们。可它们不会消失不见，在我们最想全面掌控人生的时候，它们不请自来。它们令我们想起自身的脆弱，令我们感到失败，它们羞辱我们、贬低我们。可是，我们的任务依然是去面对，面对这些无法承受的想法，令它们最终失去暴戾的力量。荣格指出："我的绝大多数患者都明白深层次的真理是什么，却没有把它活出来。"[1] 也就是说，除非我们把深层的真理活出来，否则我们还将会在地狱里度过许多个季节。

上瘾：伊克西翁之轮

厚颜无耻的伊克西翁引诱了赫拉，宙斯勃然大怒，罚他被绑缚在一个轮子上，在冥府中永无休止地旋转。（有趣的是，唯有俄耳甫斯的优美音乐能让轮子停转，但这也只是暂时的。叶芝也是，唯有从他的灵魂痛楚中提炼出的优美音韵，才能抚慰那痴狂的迷恋。）

我们对伊克西翁的困境都不陌生。一个强迫性的想法，加上紧随的强迫行为，将我们牢牢绑缚在"始终如故"的轮转之中。有哪个老烟枪不曾因为总是戒不了烟而厌恶自己？有哪个酒徒不是借着眼前这一杯来安抚上一杯引发的内疚？有哪个贪食的人不曾看着日渐增多的脂肪而胆战心惊？有谁不曾感到自己就像被绑在了自我挫败的想法与行为的铁轮之上？即便是那些最擅长自控或取得了很高社会成就的人也不例外。

有不少人已经不再把酗酒的人看成失败者或缺乏意志力，而是最需要修正自我感的人。例如，格雷戈里·贝特森（Gregory

1　《心理治疗的目标》（The Aims of Psychotherapy），《心理治疗实践》（The Practice of Psychotherapy），《荣格全集》，第 16 卷，第 108 段。

Bateson）认为，那些难以自制的酒徒认为自己能够掌控住酒精。[1]
就这样，战书已下，角斗开始，但胜出的往往是酒精。随后，酒徒
再次遇到新一轮的挑战，往小里说，是认为自己能严格做到滴酒不
沾——这愿望迟早要屈服于日常生活的压力；往大里说，就是幻想
自己能够掌控无法掌控的东西。因此，酒徒想去安抚的情绪痛苦反
倒变成第二位的，位居第一的，是他或她被征召参与的"力量的较
量"。这个循环只会愈变愈糟，除非能像匿名戒酒互助会（Alcoholic
Anonymous）坚持的那样：酒徒需要承认，自己在这场较量面前其
实并无力量可言。

　　荣格曾对匿名戒酒互助会的创始人提出，"从较低层面上来讲，
对酒精的热望，等同于我们灵魂中对完整的渴望"，这是一种想与
更高力量建立联结的含蓄尝试。[2]酒精，或其他任何情绪调节药物
确实能对人的生理机能产生影响，能够让人短暂地体验到联结的感
觉，但随即它们又会把这种感觉一把撤回。为了安抚新的痛苦，人
只能继续依赖它们，如此循环往复，永无尽头。

　　唯有通过臣服，放下"我能掌控"的幻想，并承受住因此产生
的两种痛苦——自我失去掌控感的痛苦，以及原本想要安抚的痛
苦，人才有可能从伊克西翁之轮中解脱。这与臣服神的旨意有些类

1　参见格雷戈里·贝特森，《心灵生态学导论》（*Steps to an Ecology of Mind*），第
86 页。
2　参见简·鲍尔（Jan Bauer），《酗酒与女性》（*Alcoholism and Women*），附录 3。

似——"勿按我的意愿，而是你的意愿"。

荣格分析师玛丽昂·伍德曼（Marion Woodman）用相当感性的笔触阐释了伊克西翁之轮那地狱般的恐怖：

> 在这些成功人生的面具背后，潜藏着幻灭与恐怖。有一个共同元素会反复出现。在意识层面，个体如同受到驱使一般，在自行设置的严苛框架内，期待自己能拿出越来越好的表现；在无意识的层面，他们无法控制自己的行为。一旦每日的例行事务完成，有无数个人层面与集体层面的原因会导致混乱爆发。意志力只能持续很短的时间。如果人一直维持着意志力，代价是牺牲掉人格中的其他一切，那么虚无感就会油然而生。到了夜晚，到了转回来面对自己的时段，外在的面具与内在的存在并不交流……强迫行为令人生变得狭隘逼仄，直到毫无活着的感觉——生存着？或许是。但根本没有活着。[1]

伍德曼指出，那个框架，即伊克西翁之轮，是被我们自己创造出来的——虽然我们并没意识到。为了巩固我们摇摇欲坠的自我感，无论我们搭建出来的结构是什么样子，我们的上瘾模式都是对抗焦虑的防御手段，不管我们知不知道这一点。一切上瘾其实都是

1　《沉迷完美》（*Addiction to Perfection: The Still Unravished Bride*），第 12 页。

管理焦虑的手段。每当焦虑所依附的心理素材被激活，我们的心灵就开始防御。

　　随着焦虑感愈发严重，我们沉溺在某些重复性的、让我们能够体验到"联结感"的行为中。在那样的联结感之下，焦虑感暂时消退了。此类行为有可能完全是下意识做出的。一个人有可能会点上一支烟，抽完，摁灭，然后继续和别人谈话，在整个过程中，意识根本就没有进来打断。不幸的是，短暂联结带来的愉快感觉不会持续太久，于是，待到饱含焦虑的心理素材被再次激活的时候，这种行为必须被重复一遍。伊克西翁的轮子不停旋转，将人一次次地带回初始的地方。

　　正如伍德曼指出的，把混乱永远关在港湾里是不可能的，不去感受脚下大地的凶险摇晃也是不可能的，于是，充当缓和剂的那些行为推动了轮子。再一次，内疚、羞耻感、挫败感立即随之而来。我们希望那一次次的重复能让我们自由，但它们只会让我们陷得更深。不过，受到伤害、感到脆弱、感到恐惧，这些肯定都不是我们的错。在名为"上瘾"的阴郁沼泽里隐含的任务，就是冒险去承担那些无法承担的东西。在意识层面无法被承担起来的东西，会被投射到其他人、其他事、某种行为上，轮子会再度运转起来。

　　没有哪种地狱比上瘾更恐怖，因为所有一切看起来都是我们自己的错。"无论我向哪个方向飞，都是地狱；我就是地狱。"但奴役我们的是一个想法，这个想法常常是从性格中衍生出来的，它扎根于过去，在生命的初期阶段成型，且未被我们同化吸收。我们必须记住，当这种想法把我们困在过去的时候，它也把我们继续限制在童年时期的局限中。这种想法令我们的人生变得狭窄；它们过于简单地看待事物的起源与结果，它们想要防御存在性焦虑，可那些焦虑是我们成长过程中必要的伴从。罗杰与乔治似乎命中注定要将母子关系一再重演，因此破坏了成年生活那潜在的辽阔。叶芝至少还能把自己的痛苦转化为艺术作品，短暂地从伊克西翁的轮子上解脱。

　　我们的任务——这任务的确非常骇人——就是挖掘到强迫性想法与行为的根源深处，拆毁上瘾行为，找到那个被深深掩埋的、原初的、未被理解的想法。然后，身为成年人，为了终获自由，我们或许能够承担起那些无法承担的，想象那些无法想象的，忍受那些无法忍受的。

　　伊克西翁的轮子悄然无声地、不可阻挡地旋转着，就在我写下这些、你读到这些的时候，依然如是。没有人时时刻刻都处于意识状态，与我们的诸多缺点相伴相随的内疚和羞耻感会精准地侵蚀我们的力量——要面对无法想象的事所必需的力量。深深地潜入焦虑状态中，去感受我们真正感受到的，即是我所说的"穿越"，它必将推翻那一直困扰我们的情绪的暴政。我们就是地狱，我们在毫不知情的情况下建造了它，又条件反射地屈从于它。想要找到但丁在那个可怕旅程的末尾突然发现的"圆形洞口"，唯一的办法就是把地狱全然地、彻底地经历一遍。唯有深入冥府，才能将我们从冥府中解救出来。

第六章
CHAPTER 6

愤怒

喂饱三头恶犬

在希腊神话中，看守地狱之门的是一只长着三个脑袋的恶犬，名叫刻耳柏洛斯（Cerberus）。但丁和向导维吉尔（Virgil）把泥土塞进它的三个喉咙，从而避开了它的血盆大口，安然通过。但我们很少能如此顺利地避开它狂暴的噬咬。

在中世纪的生理学中，人体完美的健康状态是四种基本液体相互平衡的结果。它们被称作 humours，也就是体液。那个时代的人还认为，人的性格特征也是由体液的量决定的，如果几种体液的比例非常不均衡，就会导致病态的性格。与莎士比亚同时代的本·琼森（Ben Jonson）在他的剧作《个性互异》（*Every Man in His Humour*）中讽刺了这种类型学的论调。

以下就是这几种体液以及它们的病态形式。黑胆汁过多会导致忧郁症，或称抑郁。莎士比亚把他笔下阴郁的丹麦王子打扮成一身黑，这并非偶然，因为观众们会自动把这个颜色与角色的心理状态挂上钩。过多绿胆汁（黏液质）令人的性格也变得黏糊糊的，人会比较懒，或是整天无精打采。太多黄胆汁令人暴躁易怒，脾气恶劣。过多红胆汁会造成"胆汁质"的性格，让人充满愤怒，火气冲天——犹如那只疯狗刻耳柏洛斯。

为什么刻耳柏洛斯长了三个脑袋？或许可以这样推测：愤怒

有三种，要么就是它的源头有三个。anger（愤怒）、angst（忧虑）、anxiety（焦虑）、angina（心绞痛）这四个词的词源都来自印度日耳曼语系中的 angh，意思是"约束、限制"。如果一个生物体受到约束和限制，不能处于自然的舒展状态，就有可能感受到愤怒、焦虑或身体上的压力。然而，对很多人来说，愤怒不会被家庭圈子所容忍，因此，当孩子感受到心理层面上的"限制"的时候，这种不被接纳的情绪反应会被引导到三个方向：要么发泄出去，要么被压抑下去，成为抑郁，要么就是令内心中的阴影愈发分裂。

　　在与阴影相遇的体验中，性欲与愤怒是最成问题的，这并非偶然。因为它们都是被自我世界体验到的，也是人人都有的，它们都不遵从规则，会扰乱社会秩序，也不受人控制。可是，只要人存在，总免不了受到约束和限制，所以愤怒总是在所难免。在我们每个人的心灵中，都漂浮着一团团的愤怒，就像那一团团的悲哀和恐惧一样。由于大多数人接受的训导都是不可以诚实地表达情绪，尤其是愤怒与性欲，所以我们在无意识的状态下背负着这些分裂的情感。有时候它们一直被压抑着，成为长期的、低程度的抑郁；有时候它们离表面非常近，终于带着强大的破坏力喷发出来，伤害自己，也殃及他人。有时候，一个人背负的愤怒过于沉重，以至于始终受到它的支配。

　　数年前，瑞士出现了一本名为《玛尔斯》（*Mars*）的自传——

玛尔斯是罗马神话中的战争与愤怒之神。作者的笔名叫作弗里茨·佐恩（Fritz Zorn）。在德语中，Zorn 的意思是"愤怒"；而他的真实姓氏是 Angst，即"忧虑"。在这本充满激情、犀利刻薄的精彩作品中，佐恩猛烈地抨击了他的原生家庭，还有他所属的瑞士中产阶级文化。他出生在钟鸣鼎食之家，既富有又有特权，但他也是严苛又沉重的期望的囚徒——瑞士社会的共同心理曾经是极为严格、规矩、苛刻的，现在也依旧如此。在将近三十岁的时候，佐恩得了癌症，时日无多。他意识到自己从未真正活过，这不仅让他感到极度愤怒，而且，他认为自己的癌症正是严苛的环境导致的——他的精神状态在躯体上表现了出来。他心中无人看见也未能表达的愤怒渐渐演变成了恶性的狂怒。（有零星的证据表明，特别难以表达愤怒的人的免疫系统更容易受到抑制，也就更容易患上癌症。）

在《玛尔斯》一书中，佐恩控诉了他那个富有名望的家族对人的"标准"要求，控诉了瑞士的文化，也控诉了命运——命运给了他一段这样的人生，又猛地一把夺走。借由写作《玛尔斯》——它后来成了瑞士的畅销书，一部相当受争议的名作——佐恩希望能冲刷掉自己心中恶性的狂怒，将自己从正在转移的、缓慢吞噬他的癌症中拯救出来。他与癌症赛跑，想要完成这本书，也给自己赢得自由。就在去世前一天，他得知有出版商接受了这本书。一直未曾被人看见的愤怒深深地进入了细胞层面，现在终于可以被表达出来了。这部作品成了畅销书，因为它表达出了太多人无法表达的东西。

在《中年之路》中我指出，我们每个人都忍受着名为"难以负荷的重压"的创伤，即孩子的脆弱边界无力抵抗外部世界；要么就是名为"匮乏"的创伤，即对于孩子的需求，外部给出的回应并不足够，甚至干脆彻底忽视或遗弃。这些创伤的结果就是，人误读了世界的天性，也作为共谋，扭曲了自己的天性，并且发展出一套条件反射式的回应——这就是虚假的自我，其目的是管理焦虑。例如，一个孩子生活在"难以负荷"的环境中，比如说有个酗酒的父亲或抑郁的母亲，这个孩子为了生存下去，容易发展出一种被动的、依赖的人格。而一个忍受"匮乏"的孩子，容易形成较低的自我价值感，并且会像上瘾一样，不断寻求他人的情感支持与慰藉。在这两种情况下，孩子都不知不觉地成为共谋，令自我疏离的感觉变得愈加深重。在这两种情况下，由于自然天性遭到了限制和约束，人背负着大量的愤怒——虽然自己可能根本没有意识到。

此外，还有第三种能够引发愤怒的创伤——我们意识到，或是勉强算是意识到，我们多多少少自愿地参与了对自己的伤害。我们都知道——虽然我们可能不愿意承认——我们就是自己最大的敌人，而且，在生活中我们秉持着一些糟糕的信念，并以这些信念来对待自己和他人。用萨特的话说，这些糟糕的信念叫作"自欺"

（mauvaise foi）。这第三种愤怒最终指向我们自己。而刻耳柏洛斯有三个脑袋。

杰拉尔德的父亲比母亲年长二十岁。等到杰拉尔德长成男孩，需要父亲的教导时，父亲已经年事颇高、体弱多病了。杰拉尔德进入青春期时，父亲过世了。由于身边没有智慧长者帮助他摆脱母亲情结那令人退行的力量，杰拉尔德漫无方向地生活着。母亲继续养着他，而且也很高兴这么做，因为她已经把他擢升为伴侣的替代人。杰拉尔德背负着对"缺失的父亲"的需要，这种深埋在内心的忧郁与悲哀难以名状，却统治着他的心灵。在将近四十岁的时候，由于感到消沉，他来寻求心理治疗，唯有到了这个时候，他才意识到"没有父亲"的创伤对他影响有多深。

杰拉尔德厌憎母亲，因为他知道她严重干预了他的成年生活——虽然其中不乏他的配合。因此，他对女性怀着一种埋藏得很深的矛盾心态。出于这种心态，他从没在爱情关系中做过承诺。无意识地，他把心目中母亲具备的那种力量转移到了女友身上。由于害怕那种力量，他总是停留在亲密关系的边缘，而且，他发觉自己总是对女性憋着一肚子火。他从来不会辱骂女性或拳脚相加，但对于那些他认为想控制他的女性，他确实会暴跳如雷。与此同时，在事业方面他也没有认真投入过。他惊讶地意识到，他对那位他几乎不了解的"老家伙"也很愤怒，因为父亲既没有当过他的人生导师，也不曾给他阳刚的爱，去平衡母亲的阴柔之爱。

　　1992年4月，在费城荣格研究所的一场演讲中，《缺位的父亲，失落的儿子》（*Absent Fathers, Lost Sons*）一书的作者、来自蒙特利尔（Montreal）的荣格分析师盖伊·科诺（Guy Corneau）援引了一个案例：一个孩子在上学之后忽然变得暴力起来。这个孩子被充满爱心的母亲抚养长大，可他没有父亲。孩子一直不知道世上还有"父亲"这个概念，直到他上了学，看见别的小朋友在放学后有爸爸来接。他攻击的正是这些孩子。他的发展需求遭遇了限制，这让他充满愤怒，也就是说，他对缺失感到愤怒。

　　杰拉尔德也是这样。他知道自己厌憎女性，因为他害怕她们的力量，但他发现，原来他对缺失的父亲也抱有强烈的愤怒，这个认识成了他治疗过程的转折点。他把"匮乏"的创伤，以及对获得教导的渴望带入了意识，这帮助他把负面能量从女性身上移开，转到"缺失的教导"这个方向。随后，他得以把诊疗视作帮他走出母亲情结的仪式，也看作一种教导——这部分地填补了父亲的空缺，同时，也是一座引导他走入成年的桥梁。

　　杰拉尔德的愤怒实际上是对早期创伤的合理反应，但他先感受到的是消沉，随后又将它错误地指向了女性，然后，他开始攻击那个总是徘徊不散的父亲的身影。一旦愤怒的原因——藏在背后的健康动机——被看见了，他的能量就获得了自由，可以用在正确的任务上了：在这个不够完美的世界里长大。待到疗程结束时，杰拉尔德已经可以进入稳定的亲密关系，他结了婚，同时也找到了一生的事业。

杰恩是个热心肠，身边的人遇到了问题都喜欢找她求助。青少年的时候她就想当护士，但后来做了社工。她的父母都是酒鬼。还是小孩子的时候，杰恩就被指定为调停人、问题解决专家、弟弟妹妹们的代理母亲。家里的其他孩子长大后，都出现了各式各样的问题：要么嗑药，要么酗酒，但杰恩没有。"有自己的感受"是一种奢侈，而她从来没享受过。她冲每一个人微笑，扛起他们的重担，人人都喜欢她。乍一看，杰恩的人生相当完美——她是个非常能干的"治疗师"，也知道自己是谁。

然而，严重的偏头痛常常向她袭来。一切办法她都试过了——吃药、催眠、生物反馈——但每种都见效甚微。绝望之下，她来做心理分析。杰恩和杰拉尔德不同，杰拉尔德知道自己很愤怒，只是他的愤怒指向了错误的方向，而乐呵呵的杰恩根本没有意识到自己有愤怒。她认为自己是个开开心心的、阳光型的人，她确实也是，可她正坐在一座由愤怒垒成的大山上——这不仅是由于童年时期那些堪称虐待的重压，从更深的层次上看，是由于她的灵魂被扭曲得变了形。

杰恩常年生活在抑郁的山谷中，这抑郁来自向内攻击的愤怒——她只有权利攻击一个人，也就是她自己。在她的阳光性格之下，潜藏着极大的愤怒。那种强烈又巨大的能量得有个去处。孩童时期，她不被允许表达自己真实的需求，不能表达愤怒，于是她把这一切压抑下去，藏在"不冒犯任何人"的人格面具背后，最终，她是如此认同这个名为"照顾者"的虚假自我，以至于无意识地选择了这种性质的职业，这样她就可以继续去疗愈一个又一个受创的家庭。无论工作中她有多么能干，得到了多少嘉许，她依然是那个受伤的孩子，只能用一个存在性的谎言来维持脆弱的自我。

　　杰恩疗程的转折点发生在这个时候：她的父母原本住在外地，如今要搬到她所在的城市来。头痛排山倒海地袭来，她意识到，这不仅是因为父母希望她继续承担起照顾者的角色，也因为她害怕自己不愿承担。她感受到的恐惧正是当年那个孩子的恐惧。那个孩子没有其他选择，只得听从家庭的强行安排。对于这份恐惧，她最先采用的防御手段就是内疚。

　　开始直面自己的内疚、恐惧与头痛时，杰恩渐渐可以看到，这些都是她的防御，对抗的正是她身下的那座愤怒的大山。当她终于能把说不出口的说了出来，当她终于可以对父母表达强烈的愤怒，并对他们说不的时候，她的头痛停止了。直面父母，是她这辈子做过的最困难的事。尽管那些孩童时期无法承担的恐惧依然留在心中，但现在的她是个成年人了，可以划出那条之前从不曾存在的界线。

与杰恩的童年如影随形的虐待经历被她内化，变成了毒素。
"懂事的乖女孩"只能把强烈的愤怒发泄到自己身上，不然她还能
怎么做？她这种自我惩罚的行为令人想起威廉·布莱克在 1794 年写
下的诗——《毒树》。

> 我对我的朋友很生气：
> 我说出了我的愤怒，我的愤怒终结了。
> 我对我的敌人很生气：
> 我没法说出来，我的愤怒日渐增长。[1]

接下来，诗里的叙述者用恐惧，用眼泪，用微笑，用花言巧语
来浇灌这棵毒苗，就跟杰恩后天习得的做法一样。最终，这棵毒树
结出了有毒的果实，不仅伤害了他人，也伤害了它的宿主——它就
生长在他的灵魂之中。就像伊甸园里的树一样，这棵毒树结出了苦
涩的果子，比如偏头痛，要想把它连根拔除，唯有通过有净化作用
的精神宣泄，而这是当年的孩子做不到的。此前，杰恩一直在防御
那些强烈情绪的冲击，这确实有必要，但现在她冒险承受住了，这
不仅是因为偏头痛愈演愈烈，也是因为她终于变得足够强悍，可以
面对一直背负着的愤怒了。这愤怒不仅是她对创伤的合理反应，也

---

1 《诺顿诗选》，第 505 页。

是令她做出改变、承担起自我疗愈责任的能量之源。

　　当我们认识到我们自己就是问题，我们一直秉持着糟糕的信念生活，这种愤怒是最难承受的。对于那些努力变得更有意识、学着为自己负责的人来说，最令人震惊的发现无疑就是——认识到自己在无意识的状态下成了伤害自己的同谋。我们的虚假自我，以及潜藏在防御手段背后的恐惧，已经够难承担的了，就像杰恩的故事呈现的那样。收回我们的投射，以及我们对他人的责怪，这也同样不容易，就像杰拉尔德的故事告诉我们的那样。但最为困难的是面对这个事实：让我们的创伤久久不愈的，正是我们自己。圣保罗说过，虽然我们知道何为正确的事，但我们没做。芝加哥美术馆（Art Institute of Chicago）里有一幅伊万·奥尔布赖特（Ivan Albright）的画作，名字就叫"那些我该做却没做的事"。

　　有谁不曾尝过这句话背后的苦涩滋味？有谁不曾在凌晨四点醒来，惊觉这个可怕的事实：过往发生的事情暂且抛开不提，我们的人生变成了什么样，我们成了怎样的人，我们对别人做过了哪些事，这一切其实都应该怪我们自己。面对这个觉察，我们可能会感到羞耻、悲伤或抑郁，但里面也会有一定程度的、指向自身的愤怒。

　　有时候，这种愤怒找到了出口，它化作怒火，甚至是伤害性的行为，朝着别人发泄出去。但更多时候，这种深层的愤怒——它源自分裂的灵魂在与自身对抗——朝向了我们自己，变成无穷尽的自我诋毁、自我虐待，让我们做出自我破坏的行为，削弱自身的潜力。

说到底，我们必须认识到，正如人人心中都有一泓名为"悲伤"的湖水，每个人心里也都有一座名叫"愤怒"的大山。愤怒是灵魂对它遭受的创伤做出的合理反应。我们之所以将愤怒一直压抑在无意识中，很可能正是因为，如果现在把它表达出来，就会重新激活当年表达它时所引发的巨大危险。我们也有可能把它转向自身，化作身体上的症状表达出来：要么陷入抑郁，要么做出糟糕的决定来自我破坏。或者，我们也有可能把愤怒转嫁到别人头上，去伤害那些沉默的替身——他们替代的正是当初我们不敢面对的人。总之，愤怒是对灵魂所受到的限制的反射性反应。因此，它不仅是心灵的防御系统的一部分，也是一种至关重要的暗示——当我们对它追根溯源，或许就能疗愈灵魂。

愤怒被意识转化之后，会变成至关重要的能量，它不仅可以用来疗愈创伤，还能拓展灵魂的渴望。只要我们与创伤认同，就会继续卡在受害者的心态中，沉溺在盛怒的苦水中。当我们能够认识到，面前的道路可能被那头名叫刻耳柏洛斯的三头怪兽阻挡了——那只代表着"难以负荷的重压""匮乏"和"自我憎恨"的疯犬——我们就有可能绕开那个凶神恶煞。

虽然原始创伤极难治愈，但它们对于我们的象征意义是可以被改写的。当我们卡在愤怒当中，不管它有多么合理，我们都如同深陷地狱，留在过往的阴暗中无法自拔。我们当前的人生依然被过往的创伤所定义。当我们能够承认愤怒的存在，追溯它的源头，看清它对我们的自我形象的影响，那么，最终我们就有可能突破过往对我们的限制。那只名叫刻耳柏洛斯的三头恶犬看似卧在我们前方，挡住了道路，但实际上它就在我们心里，我们随身携带着它。当我们像浮士德博士一样，认识到我们所在之处即是地狱，那么我们就已经踏上了那条走出地下王国的漫漫长路。

第七章

CHAPTER 7

恐惧与焦虑

焦虑如冰山，我们是泰坦尼克

正当我开写这一章的时候，我女儿塔琳开始了每五分钟一次的宫缩。希望等到这章写完，我就能见到女儿，还有我的第一个外孙女瑞秋。我期待着这双重的欢乐，但我也要坦白一个神经质的想法。

得知瑞秋就要来到这个世界上的时候，我感受到的是焦虑，而非快乐。我的第一个念头是——对此我一点都不感到自豪——"又多了一个要操心的"。我的第二个念头是关于塔琳的，身为职业女性，她很快就要背上一副沉重的担子了。第三个念头才是"正确的"那一个——我对自然的伟大运转产生了深深的敬畏，我们是其中多么微不足道又多么重要的部分啊。我回想起当年塔琳出生的那一刻，我不敢相信那个奇迹，也不敢相信自己何其有幸，竟能拥有这么好的女儿。她弟弟蒂莫西出生时也是一样，这小家伙是我这辈子遇见的最有趣的人。既然我有这么大的福气，拥有这么好的一对儿女，而且他们如今都已经长大成人，和我像朋友般相处，那我的第一个念头为何还会那么神经质，饱含着焦虑？

到目前为止，我们这本书里谈到的所有内容背后都隐藏着一条暗线。也就是说，在各式各样的灵魂沼泽中蕴含着一个共同因素。这条共同的暗线就是焦虑。我给自己得知女儿怀孕后的第一反应贴上了"神经质"的标签，这份焦虑我会自行解决。但我的反应显然是一种自然而然的条件反射，不受清醒意愿的控制。那么，面对如此奇妙又美好的事情，为何人会感受到一股暗流，好像被一下子拽到了阴郁的沼泽地？

马丁·海德格尔（Martin Heidegger）称我们这个种族是"向死而在"（Being-toward-Death）。索伦·克尔凯郭尔（Soren Kierkegaard）雄辩地阐释了"恐惧与颤栗"，还直接用它做了书名。奥登则称我们的时代为"焦虑年代"。

在《追踪神祇》一书中，我提出，如果把神话的地毯从人们脚下抽走，那么这整整一代人都会感到焦虑。起到稳定作用的神话正在稳步销蚀，令人们内在的经纬线变得黯淡无光，而数个世纪以来，人类正是依靠它们来绘制自己的方位的。从但丁那阴沉的确定性，到塞缪尔·贝克特（Samuel Beckett）笔下的凶险景象，是什么在引导着我们的世界？无需细数证据，我们也都会同意，文化价值正变得越来越不清晰，传统习俗的抚慰作用也在日渐减弱。伴随着这些失去，创新与创意的自由度确实增加了，可是，"在两个世界之间徘徊，一个已经死亡，而另一个还无力诞生"[1]，极少有人会感恩自己生活在这样的时代吧。

---

1 马修·阿诺德，《写于查尔特勒修道院的诗章》，《马修·阿诺德诗歌与批评》，第187页。

当我写下这些字句的时候，塔琳的宫缩还在持续。瑞秋不愿来到这个世界上，这很容易理解。怎么会有人愿意离开那般闲适又安全的家园，来到这个危机四伏的地方？那个小丫头或许比我们所有人都聪明，可到最后，她还是躲不过做人的命运。这令她成为我们的一员。她将从永恒堕入历史，从纯真坠入罪疚，从神秘参与的融合感跌入疏离。她将成为我们中的一员，然后，等到她长大成人，读到这一段，或许她会原谅那位早已不在人世的外公——在她经历了充满惊惧的旅程，降生到这个世界的那一夜，他曾经有过这些"神经质"的念头。

可是，那条线索为何能贯穿人类的一切行为？我们曾经连接着宇宙的心跳，一切要求都能被满足，却骤然跌落到这个危机四伏的地方。我们的降生就是创伤性的，它是心理上的创口，一个我们从未彻底从中恢复过来的灾难性事件。人生中的绝大多数主题都是对这场灾难性的分离的回应。我们要么是想努力地回到与母亲脐带相连的状态，要么就是不得不在这个不确定的世界里寻找联结。既然不可能真的回到子宫，我们就会借助以下这些方式，与母亲建立退行性的认同：要么依然保有婴儿式的心态，要么借助药物和酒精来麻痹痛苦的意识，要么就是放弃自己的成长任务，把主权移交给某位上师或某种狂热的崇拜。

人人都有这种退行的趋势。在过去，成人礼会支持人们面对这个问题，这种仪式能够提供动力和更为宽广的价值观，借助这些，力比多得以从"退行"转变为"前进"。如今，没有了有意义的成人礼，没有了富含文化意义的神话，我们基本上只能靠自己去尽力完成突破。然而，在我们向前发展的每一步中，日益增长的焦虑都如影相随。事实上，每一天我们都得在焦虑与抑郁之间做出选择。如果被退行的行为俘获，并因此破坏了个体化的进程，我们就要忍受抑郁之苦；如果战胜了心理上的怠惰，迈入外部世界，我们就要体验日益增长的焦虑感。这真可谓是左右为难。但是，无论有没有清醒地意识到，我们确实每时每刻都要做出选择。

把恐惧、狭义的焦虑、广义的焦虑三者间的区别辨析清楚是很有用的。恐惧是具体的。我们怕狗是因为之前被咬过。狭义的焦虑是一种无来由的不适感，几乎任何事情都有可能引发它，某些具体事物甚至会让它持续一阵子，但它通常是源自一个人对人生总体上的不安全感。不安全感的程度、引发的焦虑的量级，部分地取决于一个人的独特历史。人所处的环境、原生家庭、文化背景里的问题越多，无来由的焦虑就会越多。同样，创伤的性质也是因人而异的。而广义的焦虑则是人人都有的，它反映出人类脆弱的生存处境。我们也可以把它定义成"存在性焦虑"；也就是说，它源自一个有意识的动物，认识到了"命悬一线"的那根线有多么细弱。

玛莎·杜鲁门·库珀（M. Truman Cooper）在一首诗中描写了恐

惧、狭义的焦虑与广义的焦虑是如何通过各种方式混合交织在一起的，渐渐地，它们好像融合成了同一种感受：

假如说 你害怕的东西可以被抓起来 关在巴黎

那么 你就有勇气去往世上任何一地

罗盘上一切方位都向你开放 除了指着巴黎的方向

你依然不敢涉足那座城市的边界线

你也不太愿意站在数英里外的山边

远远望着巴黎城的灯火 在夜色里渐次点燃

为确保安全起见 你决定

干脆远远躲开法国吧

可随即危险似乎逼近了国境线 你感觉到

心中那畏怯的部分 再次将整个世界铺满

你需要这样一位朋友 他知悉你的秘密 然后告诉你

先去巴黎 [1]

　　想想巴黎的样子，就会觉得，对这座城市怕成这样简直是荒谬可笑。可是，如果一个人曾经在巴黎遭遇过创伤体验，那么单是提到这个名字就足以唤起强烈的情绪。当然我们知道，诗人是在借用巴黎来比喻我们害怕的东西。城市的名字可以随便改，换成苏黎世或多伦多，或是我们的故乡，效果都一样。对巴黎的恐惧渐渐泛

1　《害怕巴黎》（Fearing Paris），第 64 页。

滥、扩大，演变成了我们时时刻刻都背负着的焦虑，或者说，一种
非具体的恐惧。我们走到哪儿，巴黎就跟到哪儿；我们不敢确定，
是不是在某个地方就无意中踩上了它的边界线。条条大路通向的不
是罗马，而是巴黎；那座城市也不再是光之城，而是"存在性焦虑"
之城。

即便避开了令我们恐惧的东西，巴黎也跟着我们；巴黎城无处
不在。"无论我逃向哪里，都身在巴黎；我就是巴黎"，弥尔顿大概
会这样写吧。既然巴黎是躲不开的，要想削弱它对我们的暴虐统
治，唯一有建设性的办法就是勇敢地面对它，去全然地感受它、穿
越它。那位说出"先去巴黎"的"朋友"正是自性，我们内在的那个
寻求疗愈的调节中心。库珀马上就知道，这是一片灵魂的沼泽地；
他也知道，穿越这个阴郁之地的唯一路径是什么。

我们应当将深度心理学的发展归功于无处不在的焦虑，以及
它的无数化身——各种各样的神经症。当沙可（Charcot）和让内
（Janet）、弗洛伊德、布洛伊尔和荣格遇到了医学手段的局限时，他
们转而去寻找那些不肯对药水、偏方或手术产生响应的无形之力。

起初，他们被许多当时被称作"歇斯底里症"（hysteria）的案
例引领到了心灵的深处。后来，那些症状被称为"转化性神经症"
（conversion neurosis），如今又叫作"躯体形式障碍"（somatoform
disorder）。这些身体上的病症似乎找不出任何生理层面的原因，在

绝大多数情况下，似乎也不是装出来的，但它们对个体的损害却显然是实实在在的。

尽管弗洛伊德从不少地方得到了启发，但他天才地发现，那些症状是两种价值——有时候是完全对立的两种价值——妥协折中的结果。如果我是一个为即将到来的数学考试而忧心忡忡的小孩，我会感受到如假包换的头痛——压力导致我的毛细血管收缩了。我确实头痛，但我也可以请病假，不必参加考试了。利用头痛这个小小的代价，我避开了巴黎。

我第一次遇上躯体化的神经症，是在精神分析研修期间。母亲情结把莉莉压得喘不过气。她母亲非常自恋，严重地入侵她的边界，好像要吞噬她的生活似的。母亲成功地破坏掉了莉莉的每一段恋爱关系。在这种无意识的奴役状态下，莉莉一直非常抑郁和愤怒，却无法逃脱母亲那强有力的魔咒。她的左前臂会出现周期性的麻木，去神经科也没有查出个所以然来。反正这种麻木感也只是偶尔来袭，而且持续差不多半小时就消失了，她也就没有重视。

来做分析三个月后（她瞒着母亲来的），有一次在诊疗现场，莉莉感受到了那种麻木。我们探讨了这个现象，却毫无结果。诊疗结束的时候，我把一支笔轻抛给她，好让她填写下次的预约时间。她用左手敏捷地接住了笔，那时我才头一次意识到，她是个左撇子。在她敞开内心的那个短暂刹那，我问她："你会拿那只手臂做什么？" ""我会杀了她。"她一边说，一边拿着笔做了一个朝前刺的动作。

后一次诊疗中，我们谈到了她心中携带的杀意的强烈程度，以及这种能量——无论有没有表达出来——对她和她身边的人造成了多大的毒害。莉莉这才意识到，自己的抑郁之下潜藏着狂怒；然而，两周后莉莉攻击了母亲，差一点就要把她掐死了，还把她的头发揪下来了一把。

莉莉被自己的行为震惊了，于是搬离了母亲的房子。即便是早期的警示信号也没能阻止她的狂怒浮出水面。莉莉心中被压抑的愤怒是如此强烈，以至于令她感到极为焦虑。但就像弗里茨·佐恩一样，她也没有意识到这股能量的强烈程度，直到为时已晚。每当杀意在心中涌动，手臂的麻木就会发作。那些念头引发出的焦虑感实在太强大了，她无法消化，于是能量流入了身体。事实上，被暴力念头引发的深重焦虑把莉莉吓坏了，以至于她中止了分析治疗。

在这个例子中，我们可以观察到狭义的焦虑与广义的焦虑之间的那条细线。狭义的焦虑源自一个极其有害的情结，而广义的焦虑则是每一个必须与父母分离的人都会体验到的矛盾情感。想要长大成熟，人就无可避免地要经历分离，这是有助于前进的；当人离开熟悉的环境走向未知，任何一种分离都会引发焦虑。但在莉莉的案例中，合情合理的广义焦虑遇到了被母亲情结引发出来的具体焦虑，两者的力量相乘，就加倍放大了。

恐惧症（phobias）这个词来自希腊语中的 phobos，意思是恐惧。它可能是被某种特定的创伤引发的。如果一个人曾经目睹过飞机失事，那他患上飞行恐惧症是很好理解的。但实际上，我们往往找不到与恐惧症直接相关的创伤体验。

在许多情况下，令我们恐惧的事物其实是一种象征性的代表，背后是漂浮在无意识中的、难以名状的焦虑。比如说广场恐惧症吧，希腊语中的意思是"害怕去市场"，从字面上看，这真是一种令人困惑的病症。然而，"市场"的特质就是开放，在那里有可能会与他人发生接触，它是不可预测的，换句话说，就是当一个人离开安全的家外出探索时，必须冒的"失去控制"的风险。

有一位女士，她的职业是银行职员，却有着艺术家的天赋。她对高度有种特殊的恐惧。一连几个月，她勇敢地面对自己的恐高症：她会坐上电梯，逐步提高楼层，并走到观景窗前俯瞰城市。这种脱敏疗法确实有帮助，而与此同时，分析诊疗中的深入探索帮助她看清了，她的恐惧源自人人都有的焦虑——当我们面对脚下那辽远的旅程时产生的感受。她的恐惧症象征的是，如果自由地、肆意地去探索自己的天赋，她就会失去脚下的坚实大地；她害怕的是自己的高度与深度，那风险蕴含在"斗胆相信自己"之中。要响应事业的召唤，她就得走出去，在没有支持的情况下迈向心灵的空间。

因此，我们恐惧的东西或许是源于创伤，但它也常常象征着某种我们尚未意识到的深层焦虑，或是某些我们尚且不具备力量去承担的任务。讽刺的是，此类"恐惧"其实是对抗焦虑的防御手段，进一步深究起来，它或许是在对抗那种广义的、存在性的焦虑。

未被意识到的焦虑是最有害的，因为我们永远也不知道它会去哪儿，而它肯定要去往某个地方——要么投射出去，要么进入身体。在名为"压抑"的腐臭屋檐下，有邪恶的怪兽在孵化繁育，它们必定会扯断镣铐，侵入其他地方，这是无可避免的。焦虑常常被张冠李戴，比如我们在前几段里提到的那些恐惧症的案例。如今饮食失调很常见，特别是在年轻女性和中年女性的群体中。正如我们在"强迫与上瘾"那一章里看到的，强迫思维不仅会令意识变得狭窄，还会迫使人采取行动去管理焦虑。因此，厌食症或暴食症把关注的焦点放到了身体形象与（或）食物上，这是因为，这些东西貌似是能够掌控的。显然，一个人可以选择把哪些东西塞入喉咙，借此来掌控**某些**事情——当生活中的其他一切都不受控制的时候。因此，饮食失调不仅是意识范围变窄的问题，也是对焦虑的过度补偿。

辛西娅在孩提时代就失去了双亲。一个不情愿的亲戚把她养大，管束她，训诫她，却没有给她多少爱。青少年时期，辛西娅染上了盗窃癖，用偷来的东西替代不曾得到的爱。她也开始狂吃巧克力，然后再催吐。来做诊疗时她已经成年，总是做掉牙齿的噩梦。牙齿象征着她的第一道防线。她还会梦见有敌人偷偷摸摸地潜入边境，可卫兵们在岗位上睡着了。一方面，人生给她的只有酸涩，而通过暴食巧克力，她让自己品尝到甜蜜的滋味；另一方面，借助催吐，把那甜蜜的罪孽清理掉，她好似再度掌控住了那不胜负荷的焦虑感。

辛西娅遭遇的创伤是遗弃。没有一个人真正地爱她、支持她，这种体验引发了海量的焦虑。与此同时，缺乏父母的爱与支持会全面影响孩子的感知，造成原型创伤（archetypal wounding）。由于父母是孩子探索世界、身体、人际关系的中介，决定着情结的牢固程度与力量大小，所以，父母的缺位会导致孩子将原型外推，并因此引发存在性焦虑。

对辛西娅来说，缺失了慈爱的父母，导致的不只是顽固难解的情结，这让她对整个世界的初步认知都因此受损。相应地，她"选择"了饮食失调，这既是个人情结的体现——她用这种手段防御狭义的焦虑，同时，这也是防御广义的存在性焦虑的典型策略。失去了能呵护她的母亲，这激活了负面的母亲情结，于是，对相伴而来的广义焦虑的控制，就集中在了母亲—物质—食物—身体这个链条上。被遗弃在一个没有母亲的世界，这是无法承受的恐惧，所以她转而去担忧饮食问题，因为这还能让人好受一点。我能担忧的事情、占据我全部心思的事情，都是我的防御手段，用来对抗那些令我感到恐惧的、能摧毁我的东西。我的神经症是最基本、最原始的防御手段，对抗的是我无法承受的焦虑。神经症固然令我痛苦，但与根本无法承受的焦虑相比，还是能够接受的。

当真正的恐惧就快浮出表面的时候，它很容易被激活，人会感受到恐慌的侵袭。这几乎是最令人心惊胆战的感受，其他状态很难与之比肩，因为在恐慌发作的那段时间里——漫长得好像永无止境——人会觉得自己真的要死了。人会感受到窒息、气短或心悸，这些都是彻底被压垮的感觉。在名叫"无意识"的没有路的密林中，我们不知所措。这里是那个长着山羊蹄子的家伙的地盘，是潘神[1]的领地，而我们感受到的，正是以他为名的"恐慌"。

有零星的证据显示，容易恐慌可能是有生物学基础的。也有可能是我们见过父母或其他权威人物被压力打垮，从而习得了这种行为。但是，被恐慌侵袭也有可能源于"代替"，也就是用一些能够接受的恐惧来代替无法接受的恐惧。如果我一门心思想着我的大脚趾，时间足够长的话，我就会感到它在痛，要不了多久，我会认为这疼痛预示着某种绝症。疑病指的就是对健康的正常关注轻而易举地升了级。你不敢一口咬定说，自己肯定不会得癌症或心脏病，肯

1　潘（Pan），是希腊神话中的牧神，长着人的头和身躯，山羊的腿、角和耳朵。他住在森林里，是创造力、音乐、诗歌与性爱的象征，同时也是恐慌与噩梦的标志。英文中的恐慌（panic）即来源于此。——译者注

定不会死。然而，与更浓重的恐惧相比，即任何事情都有可能发生，一心担忧自己的健康问题好像还能接受。疑病至少让人得到一点点掌控感，因为病是有可能治好的。去追寻某种缥缈不定的原因，总比面对真相容易一点——那真相就是，人是会死的，人完全没办法掌控宇宙。当我们把事情往最坏的地方想的时候，我们不是在有意识地面对坏事、承担坏事，而是在无意识地小题大做，然后忍受着泛滥情绪的攻击。

恐慌症发作的时候，去全然地、彻底地经历它（实际上，对待一切焦虑状态都应该这么做），这会迫使我们有意识地面对"灾难"，也就是说，正视那可怕的现实。这样做的时候，我们会发现，身为成年人，我们可以承受得住，甚至还能想办法去接纳它，有时还会有能力把它放下。"不放下"，意味着当我们下次再度偏离了狭窄小径的时候——不经意地，但也不可避免地——我们会再次发现，我们又来到了潘神的密林。就像小时候，我们总觉得有大鳄鱼藏在床底下，或是有怪物藏在衣柜里，我们知道它就在那儿，那个长着蹄子的、半人半羊的家伙，就要来抓住我们了。

正如在"强迫与上瘾"那一章里提到的，在焦虑状态下，我们每个人都容易做出一些重复性的动作。我们可能没有注意到，面临压力的时候，我们会有某些特定的、坐立不安的表现，比如会嘟哝口头禅、无意识地祈祷等等。形容一个人心情烦躁的时候，我们会说，"早上起床的时候起错边儿了"，这句俗话反映出生活的程式化，这不仅是因为日常习惯会自行重复，也是因为我们经常会无意识地运用魔法思维来安排生活。

　　魔法思维是孩童的以及所谓的原始文化的思维方式的典型特征，当我们处于退行和脆弱状态时，也会用这种方式想事情。借由魔法思维，我们让自己相信，我们的想法和行为会对世界造成特定的因果效应，正如世界也对我们有着秘密的因果效应一样。我们用半信半疑的态度对待迷信。一个连赢几场的运动员可能会继续穿着那双脏袜子去打后续的比赛，直到连胜中断为止。预祝演员登台演出顺利时，我们会说"摔断腿"（break a leg），这是因为我们唯恐美好的愿望会招致神祇发怒。我就发现我自己走路时会小心地避开地上的裂缝，因为我不希望母亲摔伤了腰背。[1]

　　我们人人都会无意识地借助仪式化的行为来避开模糊朦胧的黑暗力量。如果仪式没能顺利进行，我们就会感受到更加强烈的焦虑。报纸没能按时送到，忘了某个东西没拿，或是不得不换一条新路线去上班……我们就会气急败坏。这些仪式就像有神力的护身符一样，可以对抗那个无法承受的念头：我们身处在一个陌生的、时常不大友好的宇宙中。这些仪式是用来对抗海洋般浩瀚的存在性

1　来自英语中的俗语，"踩上地缝，妈妈背痛"（Step on a crack, break your mother's back）。——译者注

焦虑的手段，虽然它们脆弱得不堪一击，但我们还是牢牢地抓着不放。

在典型的强迫症中，患者无意识地"选择"了重复性的想法和行为，将之用作一种仪式化的防御手段，来对抗那压倒性的、海量的焦虑。有些新型抗抑郁药物显示出一定的次级效应，可以减轻强迫思维的程度。可是，人人都会产生不想要的念头。任何一种强迫思维或强迫行为都是在防御浩瀚的焦虑。我能够直接面对的事或许会令我暂时不太舒服，可至少它不再统治我了。

偶尔有些时候，我们会主动选择神经症带来的"继发性获益"，换成委婉的说法，就是"生病也有好处"。在"做作性障碍"（factitious disorder）中，我们假装或捏造出身体上或心理上的疾病。生病了，我们就可以扮演受苦受难的角色，或许就可以避开另一些令人备感压力的要求，因此也就不必面对更大的焦虑。如果我身形肥胖，我或许就用不着面对亲密关系这个复杂又微妙的议题。我或许会慨叹自己命不好，抱怨别人不拿正眼看我，但我也成功地躲在了由身体构成的防御要塞里。如果我有伤残，那我显然用不着去面对生活的挑战，也不会遇到更多麻烦了。通过对狭义焦虑的默许，我躲开了更为沉重的存在性焦虑。

一切行为，即便是那些被我们称作"疯狂"的行为，都是合情合理的——如果把它们视作对某种情绪的表达，或是对某种情绪的反应。这就是为什么在分析和寻找病因的时候，分析师必须要问：
"是什么情绪状态引发了这个行为？"无论症状伪装成什么模样，
躲在何种象征背后，它表现出来的都是某种无意识的情感前提。情
感状态与象征的外在表现之间的这种因果关系会构成一种循环效
应，渐渐地，它不仅会成为某个特定创伤的外在表现，还会成为一
种总体性的人格形式与反应策略。换句话说，我们变成了自己的创
伤。那些命中注定的创伤引发出我们的反应，而我们把这些反应活
了出来，也因此成为那些象征性表现的同谋。这些行为、态度和反
应策略加在一起，构成了我们的"虚假自我"，一个临时性的人格。
因此，我们不但深陷在自己的创伤中，同时还深陷在对创伤的反应
中。命运没有允许我们自然而然地舒展自我，我们不得不在反应性
的模式中体验自我，而这让我们与自我日渐疏离。

　　自我疏离的后果就是神经症。或许神经症是无可避免的——说
实话，或许人更愿意继续留在无意识的状态里——唯一的解药，唯
一的出路，就是去面对神经症在防御的那个东西。我们在躲避什么
任务？答案总是能找到的。

管理焦虑

　　我们最原始的防御手段就是大家熟知的"是战还是逃"。面对
难以负荷的重压，我们通常会选择逃跑。我们学会了与痛苦的现实

拉开距离。"眼不见，心不烦。""你不知道的不会伤害你。"我们压制，我们遗忘，我们割裂；我们把自己不喜欢的情结投射到别人身上。我们很可能被心中的情结役使了好几十年，却从来不曾意识到，原来是它们在暗地里邪恶地运作。被它们支配的时候，我们就好像被转移到了另一套为人处世的理念和准则中，开始遵照那些准则行事，随即我们重新陷入寻常的意识状态，甚至都没有意识到转移的发生。

我们经常会把令人不快的事实真相压制下去，这种解离状态（dissociative states）看上去好像也没什么坏处；我们都会这么做，也毫发无伤。但"解离"（dissociation）的影响就大多了，它有可能导致记忆缺失，或是让人进入"神游状态"，此时人真的忘记了自己的身份，好似跑到了另外一个人的生活中游荡去了。近些年，由于在某些重大案件中成为主题，也在诊疗圈中引起极大争议，多重人格障碍（如今叫作解离性身份障碍）落得了一大堆坏名声。

在解离性身份障碍中，自我被惨重地击碎，以至于无法与无意识抗衡；于是，心灵就自动自发地漂移到了另一重现实中。这也是个正常的现象，这就是为什么荣格会将情结定义为"人格的碎片"（a splinter personality）。[1] 但在极端情况下，这种心灵片段可能拥有

1　《情结理论综述》（A Review of the Complex Theory），《心理结构与心理动力学》，《荣格全集》，第 8 卷，第 97 段。

了自己的"生平传记"（而自我对此毫不知情），以及与之相符的躯体状况与情感状态。在巨大的创伤面前，我们都会通过"人格解体"（depersonalization）来管理程度严重到无法接受的焦虑。我们让自己置身事外，那感觉就像是我们变成了观察者，在一旁看着自己的人生。有时，要熬过某段经历，这种拉开距离、置身事外的做法是必要的。如果事情已经结束，而人格解体还在过度持续，唯有在这种情况下才称得上病态。

还有两大类对焦虑的反射性反应需要指出：适应障碍（adjustment disorder）与人格障碍（personality disorder）。

适应障碍通常与导致压力的因素直接相关，而且它可能会使出一切能用的手段，比如回避、以完美主义来防御任务完不成的焦虑，或是出现各种由焦虑引发的躯体症状与情感症状。一般来说，当压力解除了，适应障碍也就随之消失了。

在人格障碍的案例中，当事人基本上都在生命早期遭受过严重的创伤，比如情感或身体上的虐待，或是性虐。当孩子的脆弱边界遭到践踏，当自我无法应对那压倒性的、汹涌澎湃的情绪，某些功能被关闭了。就像电脑里安装的浪涌抑制器一样，人格切断了联结，免得它痛苦地反复过载。从病因上看，这种反应是相当合理的，然而，情感功能此后将永远无法运转了。这样的人仿佛是从很遥远的地方感受生活，就像在看一部自己主演的电影似的。一般来说，他们的感情道路都比较坎坷，因为他们同理别人的能力被严重削弱了，而在亲密关系中，同理与共情是不可避免的情感需求。

患有偏执型人格障碍的人曾经遭受到原始客体（primal objects），即母亲和父亲的"背叛"。他们调整了自己的人格，去期待并四处寻找这种背叛。他们仿佛被预先置入了背叛的程序，不知不觉地选择那种能重演这种无意识剧情的伴侣，要么就是他们的猜疑、控制和无法信任会把伴侣赶走——于是这更加坐实了他们最初的想法，即不能在关系中投入信任。

分裂样人格障碍（schizoid personality disorder）是一种过度保护的行为。这样的人与他人距离很远，只能做出有限的情绪反应，倾向于避开亲密关系。这种自败（self-defeating）的行为确实能实现目标——保护自己，免于再次体验到过往那痛苦的创伤。反社会人格（antisocial personality）的人也是在生命早期遭遇了创伤，他们将别人视作有待利用的敌人，以免别人先利用了他们。在人生早期关系中感受到的背叛被外推到整个社会；不仅情感功能被关闭了，他们能感受到的个人痛苦与懊悔都很少，而且，曾经的受害者如今开始伤害别人。

边缘型人格障碍（borderline personality disorder）最典型的特征就是客体关系不稳定，这是因为当事人的自我形象是不稳定的。这类人往往行事冲动，极少考虑到自己会给他人造成怎样的破坏，他们忍受着剧烈的情绪变化，而且会周期性地感到空虚。孩提时代感受到的难以负荷的焦虑创造出的自我感是如此脆弱，以至于他们的行为几乎无法连贯。

表演型人格障碍（histrionic personality disorder）源于孩童时期对关注、爱和赞许的需求没有得到满足。因此，如果此人没有处在关注的中心，就会焦躁不安。他或她会用言行举止来吸引别人的注意；如果真的遭到轻视，或假想别人轻视自己的时候，他们会感到一阵阵的嫉妒和狂怒。同样，自恋型人格障碍（narcissistic personality disorder）往往令周围的人非常痛苦。这类人不断地需索他人的赞美与肯定，借此来安抚心中由自我怀疑引起的大量焦虑。他们感到自己理应得到他人的特殊对待，同时却对他人的需求和痛苦缺乏同理心。这类人很难相处，因为他们总想操控别人；从表面上看来，他们显得强势又自信，但在内心里，他们感受到的是空虚和不被爱。唯有和依赖型或依赖共生型的人在一起，他们才能维持较为长久的关系，因为只有那样的人才会愿意终生围着一个自恋的空虚自我打转。

依赖型人格障碍（dependent personality disorder）与强迫型人格障碍（obsessive-compulsive personality disorder）犹如两个极端。前者管理焦虑的方式是避免做出决定和承诺，极度服从，为了得到别人给的一丁点儿好处而放弃诚实与正直。强迫型人格与此刚好相反，他们对人生的不确定性的回应方式是竭力掌控一切，行事总是出于焦灼与紧张。这类人一心关注细节，这样就可以忘掉大局；他们是工作狂，过于一丝不苟，吝于关爱自己或他人。

人格障碍最棘手的地方在于，对灵魂的破坏往往发生在脆弱无助的孩子身上。刚刚萌芽的自我当然没有能力处理这种创伤体验，因此就把至关重要的情感功能关闭了。而在正常情况下，这个功能可以帮助一个人对人生做出有质量的评估与反应。同时，天然的人格也被严重地扭曲了，此人被束缚在一种病态的人生策略中。悲哀的是，这些人极少寻求心理治疗，因为那样的话，他们就不得不面对童年时的恐怖感受，而那正是他们一直在防御的。

当一个有人格障碍的人确实来做治疗了，疗愈的工作也会艰苦卓绝，因为他会拒绝内化——有时候是没有能力内化。实实在在地承认自己的感受，并为此负起责任，这项能力是一个人能否在心理治疗或关系中得到疗愈的主要指标。再强调一遍，这相当于要求一个人去做他认为不可能的事，去承受住莫大的伤害，并且切切实实地感受它。偶尔，疗愈确实能发生，但这不是因为治疗师的解释或干预，而是由于患者感受到了一致的、持续的、充满关爱的关系，这正是当年那个孩子不曾感受到的。若要全面更新一个人的自我感、对他人的体验，还有面对他人时的反射性反应，需要付出许多年的耐心。

　　虽然人格障碍是最难治疗的，但此处的任务与其他沼泽里的别无二致：全然地经历它、穿越它，勇敢地直面焦虑，推翻它的暴政。可是，承受住这份原初的焦虑，冒险离开当初为了生存下去而发展出来的人格结构，这绝非易事。生命早期的体验越是难以负荷，自我遭受的破坏就越严重，这项任务也就越发艰巨。

　　在对焦虑的管理中，上述策略的各式变体，以及各种条件反射式的反应，在我们每个人身上都能找到。区别只在于反应出现的时间早晚和系统化的程度。这些模式在人生中出现的时间越早，不假思索的程度越深，我们受到的束缚就越严重。恐惧是正常的、自然的；狭义的焦虑——这种与我们的个人历史直接挂钩的感受——是正常的、自然的；广义的焦虑——人类生存处境的脆弱性所导致的结果——也是正常的、自然的。不同的是这些感受的程度，以及我们做出的反应的性质与后果。面对焦虑，我们每个人都会发展出条件反射式的反应，所以，我们都可谓是自身历史的囚徒，而且往往并不自知。

　　只要我们的历史以及我们对历史的反应依然还像程序一般，牢牢地安装在我们的"主机"里，无论是否清醒地意识到了这种状况，我们也依然是伤害自己的同谋，令心中的创伤久久不愈。"无论我逃向哪里，都身在地狱；我就是地狱。"

　　正常的焦虑与神经症性质的焦虑之间存在本质上的不同。想要充分地、尽情地生活在这个世界上，我们必然会频繁地经受焦虑——作为一个有感知能力的物种，这种感受是我们命中注定的。永远不要因为感到焦虑而嘲笑自己。唯有当焦虑妨碍我们尽情生活的时候，它才能称得上是心理问题。而且，当我们自行选择的策略变成了阻碍，这就变成了一个道德问题。我们感到焦虑是吗？但我们依然应该充分地、尽情地活着。想想尼科斯·卡赞扎基斯为自己撰写的墓志铭："我一无所求。我一无所惧。我是自由的。"[1]一个很难达到却值得追求的目标啊。

要踏上人生这趟旅程，拿到车票的代价就是承受焦虑；没有车票，就没有旅程；没有旅程，就没有人生。我们可以躲开焦虑，能躲多远就躲多远，可我们也因此躲开了这只有一次的人生。正如弗洛伊德指出的，心理治疗的任务就是让一个人从"神经质的苦难"转到人生的"正常苦难"之中，所以我们不得不去面对那些无法面对的，不得不去承受那些无法承受的，为那些缠着我们不放的、无法命名的东西命名。

再强调一遍：每一天，我们都被迫要在抑郁和焦虑之间做出选择。抑郁源自个体化的进程受挫，而个体化正是我们最为重要的任务；焦虑则源自向前迈入未知。焦虑之路是必要的，因为这条路上存在着"成为更加完整的个体"的希望。我的分析师有一次对我

1　《上帝的救世主》（*The Saviors of God*），第 134 页。

说："你必须把你的恐惧列入议程。"当我们真正面对这个议程，去承受它引发的一切焦虑时，我们的感觉变得好起来了，因为我们知道，我们在真诚地面对自己。

勇气不等于没有恐惧。勇气意味着，我们深知，比起令我们恐惧的东西，另外一些东西更为重要。比如说，个体化的任务就比一切阻拦我们前进的东西更重要。有趣的是，当我们能够坦然接受存在性焦虑，知道自身是脆弱的生物，依附在一颗不停旋转的、于时空中急速坠落的星球上，与此同时，还能感激自己有机会参与这一趟伟大的旅程，此时我们就向着个人解放迈进了一大步。焦虑就像雾一样，让我们看不清前方的道路；如果我们能够从中走出，就会大有斩获。当我们置身于雾霾之中，就可以辨认出具体的恐惧，而且，我们常常会发现，从成年人的眼光来看，那些恐惧其实是没有根据的——但对孩子来说，它们可怕到难以负荷。比如说，一个人极度害怕冲突，而且不敢在会议上发言，那么他需要在令人动弹不得的焦虑之雾中找出恐惧的根源。一般来说，这种焦虑的念头可以追溯到生命早期的恐惧，比如，"他们不会赞成的"，"他们该不爱我了"。

对于孩子来说，这般原初的恐惧是实实在在的；但我们已经长大成年，可以拥有不同的体验了。身为成年人，我能够去有意识地觉察，去直接面对和处理，这些将我从无意识的、往事施加给我的束缚中解放出来。我们真正地察觉到，有些东西比我们恐惧的东西更重要。确实如此。**我们**就比我们恐惧的东西更重要。这就是勇气的含义。

现在，我亲爱的外孙女瑞秋·艾林已经降生，成了我们的一员。七磅九盎司，胖鼓鼓的小脸蛋儿，眼睛美得让人愿意为之付出生命。她正精力充沛地哇哇大哭，她想要食物，也想要那个她再也回不去的地方。长着胖鼓鼓的小脸蛋儿和美丽双眼的瑞秋，踏上了她那奇妙的，也满载焦虑的人生旅程，朝着她的命运走去。她，以及我们所有人，能够在多大程度上超越宿命、走向命运 [1]，将直接取决于我们能从存在性焦虑——它将一直是我们如影相随的旅伴——的手中夺回多少人生。

1　在《中年之路》中，作者曾对命运（destiny）与宿命（fate）做出了清晰的解释："命运并不等同于宿命。命运代表了一个人的潜能，代表了内在的可能性——可能实现，也可能不会实现。命运邀请人们做选择。没有选择的命运无异于宿命。"——译者注

第八章

CHAPTER 8

情结浅析

情结："大脑主机"里的模式化反应

在探讨"如何应对沼泽地"之前，我们需要先花点时间回顾一下荣格的情结理论。关于这个主题的文章已经有很多了，所以我们不会在这里停留太久。但在本书的这个阶段，情结的概念对我们很重要。

如果荣格在 1912 年之前过世——此时他提出了原型与集体无意识的理论——他依然会是心理学领域中的重要人物，因为正是他发现了情结的存在。事实上，为了与弗洛伊德的精神分析学派区别开，荣格将自己的方法称作"分析心理学"（psychoanalysis），而在此之前，由于情结在他提出的心灵模型中的重要性，他曾将自己的研究命名为"情结心理学"（complex psychology）。实际上，弗洛伊德在介绍精神分析的演讲中，曾因荣格和所谓的苏黎世学派提出了"情结是梦的建筑师"而对他们大加褒扬。

导致荣格想出情结这个概念的因素有许多，在此我只提两个。在一篇医学论文中，他研究了一个灵媒，她那梦呓式的话语引发了他莫大的兴趣。[1] 这位女士是荣格的亲戚，他相信她不会造假。那

---

1 参见《论所谓神秘现象的心理学和病理学》（On the Psychology and Pathology of So-Called Occult Phenomena），《精神病学研究》（*Psychiatric Studies*），《荣格全集》，第 1 卷。

么，如何解释经由她发出的那些"声音"呢？她没有精神病，也没有产生幻觉。荣格考虑过幽灵从另一个世界现身的可能性，但他后来得出结论，认为那个灵媒可以把自我的管控降到极低的状态，从而允许内心中另外一些部分发声。（做梦时我们都会经历这种情况。）

另外，在20世纪的最初10年，荣格在苏黎世的伯格霍兹里医院（Burgholzli Klinik）做"词语联想"的研究，他发现，在对词语做出反应时，即便是正常人的注意力也会受到干扰。看上去，就像是这些刺激词语引发出了强烈的情绪反应，足以干扰到意识的运作。[1] 后来，荣格推测，我们每个人身上都存在着一簇一簇的"分裂出来"的能量，他将之称作"情结"。

情结只是一种蕴含着能量的构造。这些能量有可能是积极的，也有可能是消极的，或是两者皆有，这要看它们对我们的生活有何影响。情结是由我们的历史造就的。我们无法避开情结，因为我们永远不可能摆脱自己的历史。事实上，我们身上发生过的每一件事似乎依然都还在心灵深处存活着。事件发生的时间越早，情结的力量就越大。因此，由于孩提时期的敏感，父母情结对我们心理产生的影响往往是最大的。

1　参见《联想法》（The Association Method），《实验研究》（*Experimental Researches*），《荣格全集》，第2卷。

　　一般说来，我们并不知道自己的行为是否被情结操控了，因为当情结被激活的时候，它有力量接管我们的意识。你可以试试看，对一个正被情结掌控的人说他的情结正在运作，看他会作何反应。他肯定会矢口否认，并且会坚称自己的看法合情合理。唯有在做出行为之后，在行为造成破坏之后，我们才会发觉情结的存在。或者，当我们察觉到身体出现反应时，或许能想到这是情结被激活了，因为它蕴含的能量总会影响到身体。突然感到手脚冰冷、嗓子发紧、掌心冒汗等等，这些线索都预示着那些分裂出来的能量被激活了。

　　另一种可能是，我们可以从情绪状态中发现情结的端倪。当我们感到自己的情绪"飙至满格"的时候，可能会猛然领悟到，这是被情结掌控了。即便如此，理解情结，削弱它所蕴含的那些我们不想要的力量，这项工作往往会持续一生。

　　下文中的图阐释了情结的运作状况。当我们落入沼泽状态，在所有的负面影响之下，我们很有可能会再次启动旧模式来应对。如果我们打算走出心灵的沼泽地，推翻"过往"这个暴君，就必须了解这个运作过程。

　　下图画出了心灵的三个层级：意识，或外部世界；个人无意识，即个体情绪历史的总和；原型，或者说集体无意识，在这个地带，我们与全人类——包括过去的和现在的——共享着共同的特质、驱动力和模式。

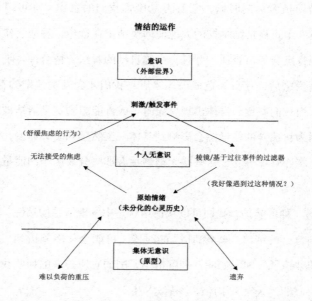

情结的运作

在个人无意识的领域中，充斥着各种各样的、源自个人经历的情绪能量。比如说，如果我们曾经被狗咬过，就会产生一个"被狗咬"的情结——无论我们是否意识到它的存在。即便我们很喜欢狗，因为我们也有很多和狗相处的正面体验，这个被狗咬的情结还是会存在。当与早先经历一模一样或类似的情景发生时，它就会被激活。

这样说来，那一簇簇的能量就像按钮一样，而且无可避免要暴露在世界面前，任何人在任何时间都有可能无意中碰触到它们。关系越是亲密，可能被碰触到的按钮就越多，因为这样的密切关系更加接近最原始的亲密，即亲子关系。出于这个原因，亲密关系会无可避免地背上"往日创伤"与"不切实际的期望"这两副重担。当然，这对我们的伴侣并不公平，但这是避免不了的。

事实上，外部世界里的任何事物——一次偶遇，某种气味，电台里播放的一首歌，在街头无意中瞥见的一张面孔——都有可能激活那些无意识的能量。这些刺激物会马上遇到一个"棱镜"，一个基于过往事件的过滤器。过滤器提出一个问题："我好像遇到过这种情况？"刺激物或许是独特的，是我们从未经历过的，可心灵里充斥着各种各样的过往体验，它马上就开始搜索类似的状况。身在国外的时候，我们会四处搜寻熟悉的词语或习俗，好让自己感觉舒适一点，这是为了减轻面对未知时的焦虑。不过，无论是身处异国他乡，还是在家里，如果我们基于过往的类似体验，对当下做出不假思索的、条件反射式的反应，就会遇上大麻烦。

古希腊人认为，我们之所以常常做出害人害己的选择，是因为我们性格中存在缺陷，他们将之称作 hamartia，即人看待世界的方式。这倒不是因为我们天生邪恶，或是故意不通情理，而是我们确实有自我破坏的倾向，一次次地重复原有的模式，再忍受结果的折磨。这个 hamartia 就是一种心理棱镜，由我们对世界的直观"解读"

构成。它是以下三种体验的结合体——原生家庭、文化环境、个人创伤；它引导我们带着偏见看待世界。我们通过这个滤镜看待自己和他人，并以它为基础，一次次地做出与过往类似的选择。显然，除非我们把它带入意识，并拓宽视野，否则就会永远被狭隘的视角局限住。

饱含能量的个人情结在心灵中回荡，激活了那些我们一直没能消化吸收的原始情绪。这些未分化的心灵历史包括一切在孩提时期没能力处理的情绪。显然，如今我们的处理能力肯定比那时候强大，但即便是成年人，也有可能被日常生活中巨大的情绪波动压垮。此外，个体的独特情结就像桥梁一样，通往整个种族的原型体验。例如，我们与父母相处的体验化作饱含能量的情结，能够激活原型。这种生命早期的心理素材的核心是两种创伤：难以负荷的重压、遗弃。除却父母情结之外，我们内心深处还存在对生活的总体感知和印象，即这个宇宙在总体上是滋养人的还是带有恶意的。因此，任何一个情结其实都深深地根植于"存在"（Being）的土壤之中。当个人情结被激活，涟漪渐渐扩散到我们所共有的那片"水库"中去，引发出共振——在那片水库中，我们参与着天地与自然中的一切。

当饱含负面能量的情结被激活，也在自然那摇摇欲坠的外围引发了共振，焦虑往往会随之涌现——无论我们当时是否能意识得到。此处的焦虑既包括狭义的焦虑，也包括广义的、存在性的焦虑。这些焦虑令人感到不适，是难以接受的，因此我们会条件反射地做出一些缓解不适的行为。这类行为的范围极广：从对战，到逃跑；从解离和否认，到关怀强迫症与依赖共生。一生中，我们可能会尝试各种各样的方法，渐渐地发展出一套特定的惯常策略与反应，来应对有压力的状况。不知不觉间，我们变成了往事的囚徒，我们自己的囚徒。

　　情结的运作环路有点像电路。开关一合上，灯泡马上亮了起来；同样，刺激出现，棱镜开始运作，原始情绪被激活，焦虑涌现，人就做出舒缓焦虑的行为……情结环路中的一连串动作也发生在电光石火的一瞬。在毫无预警的情况下，我们不再居于当下，而是回到了遥远的过去，回到了原初记忆的现场。而我们能察觉到的，不过是一阵突然袭来的强烈情绪。

　　我们会为自己的清醒意识与心智成熟而感到自豪，可是，一想到以下这些，真令人由衷地感到心烦意乱：这一生中有多少时候，我们在不知不觉间被基于往事的模式所驱使，它们隐藏得那么深，我们很可能从未意识到它们的存在，也不知道是它们在默默地掌控着我们。不过，情结的存在确实对解释这些问题大有帮助——为什么关系是个棘手的难题？为什么我们总是那么频繁地给自己设套使绊？为什么这个世界总是一团糟？

我们永远也无法彻底搞清楚，是哪些过往的力量在塑造和引导我们。即便我们意识到了某些情结的存在，并努力消除它们的力量，它们也会负隅顽抗。某些环路隐藏得实在太深，以至于变成了我们的"电脑主机"的一部分，就算把硬盘换掉，也无法抹去那些模式化的反应。对付情结，有点像解放磨坊里的老马。终其一生，这匹马都在围着巨大的磨盘打转，我们解开它的缰绳，对着它宣读了一大通权利条文，结果第二天早上起床一看，那老家伙还在围着磨盘绕圈。

我想起了帕特里克。从小到大，母亲屡屡入侵他的情感边界，她主宰他的人生，限制他的情感生活，总体上压制了他的自然成长。他"逃离"母亲暴政的方式是娶了一个同类型的女人。几十年后，他的生活的方方面面都被妻子掌控了。如果事先不跟她请示，他一条意见也不敢表达，一件事儿也不敢做。这真是"才出虎穴，又入狼窝"啊。

帕特里克这一辈子都在忍受抑郁的折磨，有些年他试图靠酒精来抚慰自己。与此同时，多年来他一直在另一个城市有个情人。看到这个，你大概会觉得很不可思议吧。他会定期开三个小时的车去看她，但又很难享受幽会的乐趣，因为他满心都是内疚，而且极度害怕妻子发现。就像磨坊里的老马一样，他悲哀地沿着抑郁的老路一圈圈地打转。帕特里克的母亲情结硕大无朋，他只能要么屈从，

要么哆哆嗦嗦地在暗地里反抗。他不肯付出必需的努力——英雄式
的努力——来挺直腰板面对这个情结，承担起自己的责任，承受痛
苦，夺回属于自己的人生。

　　往事与模式犹如深深镌刻在我们心中的程序，仿佛已经化作
了我们自身的一部分。该如何超越它们，而不是将发生在我们身上
的事内化？我们永远也无法突破过往的束缚——直到我们能够说出
这句话，并承担起其间蕴含的一切痛苦："我不是发生在我身上的
事；我是我选择成为的那个人。"该如何穿越沼泽，不再泥足深陷，
不再重复过往，也不再更严重地伤害自己，正是我们最后一章的
主题。

第九章

CHAPTER 9

穿越沼泽

看清你的想法和感受……那里站着一位强大的裁决人，一位不知名的智者——名字叫作自性。

真理总在较难抵达的那一边。

——弗里德里希·尼采

重新想象自我

驱车从北卡罗来纳州进入弗吉尼亚州的时候，路上会遇到一片面积非常大的沼泽地，它的名字非常形象——"阴郁大沼泽"，当地人有时候就简称它为"大沼泽"。行驶在铺设好的道路上，穿越这片乌烟瘴气的大泥潭，那感觉还挺有趣的，但我认识的人里面没有谁愿意住在那附近。有些读者可能在想："对呀，那我们该如何避开这些沼泽地？"这种看法当然可以理解，不过，请这样想的读者翻回第一页，把这本书再看一遍。

重点是，我们别无选择，只能被拉到这些沼泽地中，而且是一次又一次。我们愿意相信，如果我们活得正直，品行高洁，就会免遭此劫。但是，想想约伯的故事，还有《传道书》中的讯息。宇宙又没跟我们签过道德合同。我们是乙方，或许会在暗地里起草了这么一纸合约，可人家甲方拒绝在我们这偷偷摸摸的把戏上签字。我们也有可能会想，经过一番真诚的、训练有素的分析，我们就可以找到一片高地，把城堡盖在那儿了吧。可恰恰相反，我们发现，尽管我们做出了英雄般的努力，但结果还是令人失望：我们又落回了老地方，那片熟悉的巨大泥潭。那些伟大的韵律——大自然的、时间与潮汐的、宿命与命运的，还有我们自己的心灵的——兀自按照自身的强大法则运作，不以我们的意志为转移。

　　心理层面上的成长确实会带来一定的洞察，有些行为得以修正，偶尔地，我们还能收获智慧。我们不断地落入沼泽，然后，通过修习自身的功课，我们看到，命运的召唤，或者说我们的任务，就是承受住身处沼泽的痛苦，并找出掩藏在泥泞之中的意义。借由这些，我们有可能变得更有意识。毫无疑问，我们所能做的最具破坏性的行为，就是责备自己居然落入了沼泽，还滞留在那儿——好像预先知道前面有沼泽地，就不会掉进去了似的。

　　当我忍受焦虑的折磨时，如果我严苛地批判自己，焦虑感反而会变得更加严重，更不用说那没完没了的忧惧和自责会给周围造成多大污染了。与创伤认同的人会一直卡在原地："我是个无能的人，因为我感到焦虑。以前一直是这样，今后必然也是。我简直一文不值，我的创伤永无疗愈之日了。"

　　类似的想法在童年期很常见，我们如此弱小，无力抵挡他人的看法，而且"牵连观念"[1]的思维在我们每个人身上都有。身为成年人，我们的任务之一就是要意识到，焦虑状态并不遵从我们的意愿，也未必存在什么因果关系，而且它们是短暂的、无可避免的，但最重要的是，我们有可能把它们吸收消化掉，然后继续过自己的人生。我感到了焦虑，那就焦虑呗；我依然拥有我的人生、我的任务。沃尔特·惠特曼（Walt Whitman）这样宣告："我自相矛盾吗？很好，那我就自相矛盾吧。我辽阔广大，我包罗万象。"[2]我们也是一样。

　　早一天换上这种心态，对自我感的破坏就会少一点。许多人感到，自己仿佛被置身沼泽的经历玷污了，被它打上了标记，殊不知，左邻右舍也忍受着同样的痛苦。我们会周期性地堕入那个地下世界，如果能够接纳这一点，我们的灵魂会逐渐变得宽广，也能悦纳人生中对立的两极——我们将这种悦纳称作智慧。知识是可以学来的；智慧不是。智慧来自对痛苦的消化和吸收。被消化吸收的痛苦能够拓宽人格，让灵魂的疆域变得广阔。

　　在前文对情结的探讨中，我们提到，它们就像是人格的碎片，是带有分离出来的"生平传记"的躯体状态，它们携带着情绪的能量，任何时候都有可能被触发，让人做出无意识的、条件反射式的

1　牵连观念（idea of reference），也译作"援引观念"，指一个人认为周围的各种变化和一些与他不相干的事物都与他有关。——译者注
2　《自我之歌》（Song of Myself），《诺顿诗选》，第762页。

行为。一想到有多少想法和行为都被过往影响着，不在意识控制的范围之内，我们就不禁感到心神不宁。要接受这个觉察，即"我们的内在是如此复杂"，是很不容易的。我们很可能会像那匹磨坊老马，明明已经卸下了重担，却还是沿着乏味的老路继续转圈。

　　磨坊老马和我们之间的区别在于，我们有想象的能力。我们已经看到，每个情结都带有一小片碎裂的世界观。当我们陷在情结里的时候——也就是说，当那个能量簇被激活，掌控了我们的时候——我们就被局限在那个世界观里了。一般来说，那个世界观来自过去的经历，局限在当初的创伤体验里，而且它会逼迫我们通过那个视野受限的"透镜"看待世界。磨坊老马继续重复地绕圈，是因为它无法逃脱过往经验的局限，无法打破原有的模式。想象中的局限就是它的宿命，它的宿命又局限了它的命运。我们也是一样。我们受限于情结，不断地重复原有的反应模式，直到我们能够拓宽视野为止——也就是重新想象我们自己。

　　在《查拉图斯特拉如是说》（*Thus Spoke Zarathustra*）中，尼采断言：

　　　　人就像绳索，一头连着野兽，一头连着超人。这条绳索横亘在深渊之上。危险的跨越，危险的路途。回顾是危险的，颤抖是危险的，停步也是危险的。

　　　　人的伟大之处在于，他是桥梁，而不是终点；人的可爱之处在于，他既是序曲，也是终章。[1]

我们体内的"野兽"，即是由直觉与盲目反应化身而成的磨坊老马。"超人"是尼采对完成进化的自我的比喻，是不再屈从于纯粹天性或过往历史局限的、扩展了的灵魂。矛盾的是，我们既是紧绷的绳索，也是深渊。那深渊一方面是仿佛能将人吞没的存在性焦虑，另一方面，也是我们身上体现出来的骇人自由。这种自由之所以如此"骇人"，是因为它令我们心中充满恐惧——我们要迈步踏上那趟广阔的、看不见尽头的自我的旅程。诗人安东尼奥·马查多（Antonio Machado）观察到：

> 人类有四样东西
> 在海上全无用处——
> 舵、锚、桨
> 还有对沉入水中的恐惧[2]

站在横亘于深渊的绳索之上——那就是我们所在的地方——确实很骇人，可是，我们没时间往下看，没时间惊惶地逃回去，也不能站在半途，呆若木鸡。无论是否愿意站在那条高悬的绳索之上，

---

1 《查拉图斯特拉如是说》（*Thus Spake Zarathustra*），《袖珍版尼采文集》（*The Portable Nietzsche*），第 126 页及后。

2 《十四首诗》（Fourteen Poems），《孤寂》（*Times Alone*），第 113 页。

我们都已经在了。我们是被放上去的。就像帕斯卡指出的那样，问题不在于纠结要不要挂帆起航，因为我们这艘船已经漂在海上了。[1]

　　尼采所说的跨越深渊和我说的穿越沼泽是一个意思。穿越，指的不仅仅是在沼泽中坚持住，直至瘴气散尽——虽然这也是必要的；它还意味着，借由辨认出每个沼泽状态中隐藏的任务，让自己的内在变得更加广阔。当尼采把我们视作"序曲"，他的意思是，我们可以通过想象来更新自我感，从而超越过往对我们的局限；当他把我们视作"终章"，他指的是，正是借由旧世界观造成的局限的终结和死亡，我们得以从伊克西翁的铁轮上解脱。

　　尼采追求的是从西方传统的束缚中解放出来，进入一种激进的、对个人的重新塑造。个体若要更新，首先就需要有尼采所说的文化更新，个体必须坚定不移地对抗个人历史的力量。在我们身后的，是过往的宿命，是局限我们的世界观，它们的力量一直支配着我们。踏在脚下的，是跨越深渊的骇人自由。在前方，在深渊的那一端，是被拓宽了的灵魂，在那里，个人历史被接纳、被包容，但它无法再控制我们的生活。迄今为止，我们对原生家庭与社会文化的体验构成了那条绳索，我们颤抖着，摇摇晃晃地站在上面。我们接受的教育、对世界的探索、他人的榜样，以及从错误中学到的东西，带领我们走到了现在。于是，如今我们置身于绳索的正中央，

1　《思想录》，第 242 页。

距离起点和终点一样远。

那么，是什么构成了绳索的后半段？是想象力，也就是对自我进行重新构想的能力——我们比过往发生的那些事情更强大、更广阔。我要再强调一遍，如果一个人不能真诚地说出这样的话，就无法获得自由："我不是发生在我身上的事；我是我选择成为的那个人"；"我不是我的角色；我是我的人生旅程"；"我不是我那有限的人生经历，我是我的潜质中的创造力"。这种对自我的重新构想无法让我们避开沼泽，但我们受到的污染会少很多。

对心灵的运作来说，想象能力是至关重要的，因为画面携带着能量。在某种意义上，我们可以说情结本身就是一个意象，一个承载着能量的意象。当那一簇能量被激活，它触发了这样一个画面：我们是谁，身处什么境地，必定会做出什么反应。这些画面存在于我们的身体里，存在于表达创伤与抗议的躯体状态中。这些画面也存在于我们的无意识状态中，我们可以在梦境、幻想与积极想象中看见它们。心灵能量是看不见的，但心灵通过画面把那些能量显化出来。因此，情结是受到过往经历影响的画面，如果我们没有意识到它们的存在，就会受到消极的影响，因为它们显化出来的画面是严重受限的，视角片面且狭隘。无论我们是否愿意，这些画面都会推动我们的人生；而洞察、经受痛苦、个体化等个人功课的目标就是拓宽这些画面。

　　从下面的案例中我们可以看到：过往的经历会给人造成怎样的局限，重复出现的有害冲动是什么模样，拓宽自我意象是多么重要。

　　罗伯特是一位四十五岁的商界管理者，有一个非常自恋的母亲和一个性格被动的父亲。罗伯特从父亲身上学到的就是，他这辈子的任务就是要照顾一个受创的女人。此外，在童年时期，罗伯特还做过一系列非常痛苦的脊柱手术。父亲的示范，以及手术中体验到的那种入侵的力量，都令他深深相信，在这些全能的力量面前，他是无力的。他不仅没有力量做出自己的选择，还要承受"为他者服务"的双重压力。在描述生活体验的时候，他经常使用一个比喻：感到自己好似被牢牢地绑在了医院的病床上。考虑婚姻大事的时候，他娶了一个身患先天性疾病的女子，妻子疾病发作的时候他必须照料她。在外界看来，这种选择或许意味着同情心，但实际上，这是一种满含负疚的、被过往经历训练出来的、面对外界力量时的被动心态。

　　到了中年，罗伯特陷入了令他身心衰弱的抑郁。正如我们在前面的章节中讲到的，心因性抑郁反映出的是心灵的某个部分受到了压抑，并处于痛苦之中。在罗伯特的生命中，一切感受、欢乐、活力都被深深地压抑了，实际上，他向来处于"微笑型抑郁"的状态。渐渐地，在不知不觉间，他陷入了一段办公室恋情，严重地影响了他的工作。他被迫离职，没过多久，婚外情造成的伤害也令他离开了家庭。结束婚姻固然痛苦，但罗伯特结束的其实是一份没有挑明的合约，这个合约是他无意识地与母亲缔结的——他答允要照顾这个受创伤的女人，而且这个合约得到了父亲的批准。要想离开这个在早年就形成的情结，罗伯特唯一能采用的方式或许就是离开那段婚姻。

经过一段痛苦的调整期，经历了事业上的混乱、金钱的压力和对失败婚姻的愧疚，罗伯特和情人在一起了。未来似乎变得光明一些了，过往负担的危害也在减弱。可是，说不清为什么，罗伯特发觉原先的抑郁依然在困扰他，那种感受有所减轻，但并未彻底离开。他时常感到自己快被压垮了，新事业也毫无起色，有时他还会跟新伴侣吵架，弄得满心怨憎，恨不得一走了之。

罗伯特没有意识到的是，他的父母意象反映出的世界观，还有面对手术的无力感，依然牢牢地焊在他的"电脑主机"里。没过多久，他就开始用同样的被动攻击策略来对待新伴侣——他见过父亲用这个办法，对待要求苛刻的前妻时他也亲自用过。如今这个办法又出现了，这是一个自觉无力将人生直接承担起来的人采用的策略。他对新伴侣的怨憎就像是发脾气发错了对象，而且他开始破坏对改变的期待，以及这些期待所引发的新生活。于是，在工作、亲密关系、与自我的关系这几个领域，罗伯特又回到了旧日的沼泽地。也就是说，无论我们远游到哪里，都能遇到自己的情结，因为它们一直如影相随。"无论我逃向哪里，都身在地狱；我就是地狱。"

在这个节点上，罗伯特来做治疗。他感到无望和无力，实际上，这正是他的原始情结的合理展现。他花了一阵子才认识到，他下意识地把母亲在他生命中施加的力量转移到了新伴侣身上。这就是为什么他开始感到抑郁、怨憎，并开始被动攻击对方。若是发现自己又落入了原来的沼泽地，想必谁都会有同样的感受吧。同时，他也把医院病床上那个吓坏了的孩子的无力感转移到了面前的艰巨任务上——在商业世界里重整旗鼓。

就在最低落的时候，罗伯特做了这样一个梦：

> 我跟 N（他的新伴侣）在一起。那边有两个小池塘，一个浑浊，一个清澈。我躺在后面那个池塘里。有一个男人站在这个浑浊的池塘边钓鱼，一杆就钓起来五条鳟鱼。我走进浑浊的池塘，很快就开始下陷，就像踩到了流沙似的。我滑到了六英尺深的地方，于是我赶紧背对着塘底，把双臂平伸开，稳住自己，免得陷得更深。我卡在那儿，屏住呼吸，感受着那股把我吸下去的力量。

说到沼泽地，这个梦清晰地展现了罗伯特的处境。他感到，在那一刻他只能挣扎着"踩水",竭力避免沉下去。

反思梦中的景象时,罗伯特想到了一些很有价值的联系。他曾经跟父亲一起钓过鱼,那是很美好的记忆,加深了他和父亲的感情。他注意到,那种浑浊的池塘里肯定不会有鳟鱼,因为它们需要干净的活水,可那个钓鱼的人从泥坑里钓出了五条。罗伯特把他的地狱带进了新的亲密关系中。N就在那儿,可他没办法转向她,她也无法帮他走出困境。一个池塘是清澈的,代表与无意识那健康的、疗愈的相遇,可当时罗伯特几乎溺死在另一个池塘里。他的身体姿态——他说那就像是被钉在十字架上——让他想起被平躺着绑在病床上的样子。事实上,他想起小时候心惊胆战地等着被推进手术室的那一刻,输液管插进了他的手臂。罗伯特害怕自己会淹死在那个泥潭中,他就快撑不住了。

罗伯特的梦境完美地展现出一个人的原始情结对当下生活的影响。面对新的选择,他发觉自己受到了旧模式的束缚。在重塑生活的过程中,他表现出来的被动状态反映出的是想象能力的局限。他希望N来拯救她,但她没有。(在真实生活中,如果她真的这样做了,就会落入"母亲"的角色,而他也并不会因此变得更好;他必须拯救自己。)

在梦境与真实生活中,罗伯特都有两个选择:他可以渐渐在泥沼中沉溺下去,直到生命活力消失殆尽;或者,他可以拼了命地游出去。何况，梦里还出现了一种阳刚的能量，这为他提供了另一个办法，回应了他对于"从父亲那里取得授权"的需求。钓鱼男子既能走进水里，也可以留在岸上。他有能力把关键要素从深处拉出，也就是那些能提供营养、让人维持生命的鱼儿。而且，有趣的是，构建梦境的那位睿智的建筑师知道，对于那些真心想钓到鱼的人来说，即便在阴郁的沼泽地里，也能找到鲜活的鳟鱼。

我们在讨论那个梦的时候，罗伯特想到，梦里的那个钓鱼男子或许可以把钓竿伸到六英尺之下（这让他想起被埋在六英尺深的墓穴里），把他拉出来。但那名男子代表的只是获救的可能性。罗伯特必须努力主动与他取得联系，也就是说，罗伯特需要重新想象自己的样子——不是那个被绑起来的、被动的、吓坏了的孩子，而是一个努力游泳的人。这个游泳的人可以亲自招呼那个钓鱼的人，而后者代表的是获得了授权的阳刚力量，能够将他拉出泥沼，拉出那个伊克西翁式的对父亲人生的重演。这就是罗伯特必须完成的功课，即重新构想他的自我意象，走过那道深渊——我们必须拿出勇气，去构想出那条踏在脚下的绳索。

如果我们把地狱带在了身边，还通过重复出现的冲动去重建它，那我们必定也把那位地府的主宰带在了身边。圣保罗说，他知道正确的事是什么，但他没做，他为什么不做呢？基督徒或许会说，我们容易堕入罪孽，容易凭着某些邪恶的愿望做出糟糕的选择。柏拉图，以及这么多年以来的柏拉图主义者，18 世纪的自然神论者，还有 19 世纪和 20 世纪的众多自由派改革者们都认为，没做正确的事是出于无知。他们说，如果我们受到更好的教育，有更清明的意识，就会做出好的选择了。而另外一批人——从尼采和陀思妥耶夫斯基到深度心理学家——认为，有一种阴影性质的能量存在，它不受自我的控制，甚至还会引诱自我成为它的同谋。因此，"好"的价值观也有可能做出坏事。

达豪集中营（Dachau）里有一个大牌子，上面写着："有一条道路通向自由，里程碑是服从、勤劳、诚实、有序、洁净、持重、真诚、牺牲精神、爱国精神。"把美德拿来用在这么一个地方，这颠倒黑白的能力真是令人叹为观止啊！我们随身携带的是怎样的恶魔，竟能顶着良善的名义犯下如此邪恶的罪行？

从功能角度说，我们必须面对的这个恶魔就在我们的内心；我们走到哪儿就把它带到哪儿，它把力量渗透到我们的每一个举动中。这个恶魔体现出，我们的个人历史在按照自身的独立意志运作。荣格观察到，我们"被无法自控的状态附身，就像最黑暗的中世纪所说的女巫或猎巫人一样。只是叫法不同而已。那个年代的人把这叫作恶魔，今天我们把它叫作神经症"。[1] 发生在我们身上的事、

1　《心理学的现代意义》（The Meaning of Psychology for Modern Man ），《过渡时期的文明》（ Civilization in Transition ），《荣格全集》，第 10 卷，第 309 段。

我们如何诠释和理解过往的经历、如何把这些理解内化，这一切都深深根植在我们心中，导致我们重建出一个不断更新的地狱。

"我即地狱。"只要这个恶魔还没有被命名，可以在无意识的洞穴中毫无阻滞地肆虐，我们就会为它做事。这种力量在罗伯特心中运作，把他与母亲、与病床上的那个孩子永远牢牢地绑缚在一起，还破坏他的亲密关系。他将会一直迷失下去，除非他能够为他的恶魔命名，在此后余生的每个时刻都勇敢地面对它——这是为了赢得更为广阔丰盈的自我意象而进行的战斗。在这个意义上，圣保罗在《使徒行传》26:18 中这样写道：要叫他们的眼睛得开，从黑暗中归向光明，从撒旦权下归向神。在这个意义上，萨提殊·库玛发现：

> 思维是相当靠不住的。如果加以监管，它是个有用的工具。但是，如果没有监管，它就会制造问题。这是一部非常高效的机器，不用任何原材料，就能制造出成千上万的问题！就这样，我们制造出问题，再把自己变成这些问题的受害者。这就是在思维的协助之下创造出来的战争……我就是自己的地狱，是自己问题的创造者。[1]

唯有足够成熟的人，才能承认这个悖论：敌人正是自己。人至少要到中年，才能承担起这个艰巨的任务。人需要对外部世界做出

1　《渴望孤独》，第 10 页。

诸多投射——职业、关系、社会角色——并且承受投射无效的苦果；人需要犯下足够多的错误，才能渐渐地看出自己的模式；人需要先发展出一个足够强大的自我，才能有胆量向内寻找过往选择的源头。唯有在此时，一个人才具备了足够的阅历和勇气，去盘点和辨析那些无意识的因果，进而突破旧模式，创造新生活。

虽然说，基本上要到中年时期，一个人经历的痛苦才足够多，也达到了足够成熟的状态，可以开启拓宽意识的任务了，但中年之路与一个人的生理年龄没多大关系。当一个人不得不面对自己的个人历史时——它正在按照自身的独立意志运作——一切就会启动。

茱莉亚已经寡居多年。失去伴侣之后，她一直非常痛苦地努力着，想要重归生活。悲悼之情当然是可以理解的，但有一项任务比悲悼更重要：找回自身的力量，找到属于她自己的人生智慧。年轻时，茱莉亚早已学会放弃主见，听从全知全能的父亲。后来，她寻找那种能继承她父亲的衣钵、继续扮演外部权威角色的男人。她找到了，也嫁给了他。在父亲和丈夫都离世之后，茱莉亚感到被抛弃了：不仅被"权威"所抛弃，还有宇宙本身——如今这个宇宙看上去既陌生，又心怀恶意。与此同时，她还不得不面对自身的老去、日渐衰退的健康，还有死亡的阴影。

她需要借助治疗，渐渐找回自己的主见和力量，也找回意义更为深远的、哲学层面上的对宇宙的接纳。此处我说的"哲学"二字，并不是指认知结构，甚至也不是宗教信仰，当然这两者都很有价值，但我指的是情绪层面的延展与拓宽。茱莉亚的人生一直被父亲情结主导。虽然这看上去并无坏处，但它阻碍了她的个人成长，令她在心理上并未成年。成长意味着她需要拓宽自我感，不再做那个需要父亲保护和教导的小女孩。她就是深渊，也是绳索。就在分析疗程快要结束的时候，茱莉亚做了下面这个梦。讲述这个梦境的时候，她说，这听上去好像是她编出来的，可刚从梦中醒来，她就把它记录下来了。

> 我在外面散步。往左边一转，我发现了一个奇异的地方，那儿全是粉笔色或白色的石头。白色的石头山，白色的石头路，连房子也是用粉笔白的大石块盖的，就像普韦布洛（Pueblo）的印第安村庄似的。这片房子并不奢华，但也不是贫民窟。这里好像没有生命，没有绿植，也没有色彩。
>
> 我走着走着，发现自己正走在主街上。我走进了一个大型展览里：那儿像是一个集市，有五花八门的东西……每个人都很友善，都跟我聊天。那里有把椅子，旁边有一条大狗，显然是在哀悼它的主人，而且它很感激我们注意到了它。
>
> 我觉得，这片白色的社区和集市就是人生的象征。市场蕴含着许多情感，但一切终将逝去。白色的石头或许会永远存在，但不像那条狗和一个个纪念物那样饱含感情。

　　面对这个梦，茱莉亚的情绪基调是非常冷静、高度接纳的。她感到，这是一个"充满哲学意味"的梦，它并没有把含义明确地说出来，而是展现给她看，这是一种全新的体验，她把它吸收于心。她迅速领悟到了梦境展现出的两极：永恒的白色石头城市，以及饱含激情的人生市集。叶芝称之为"人类血管中的狂怒与淤泥"。[1] 茱莉亚的人生之旅一直处于父亲与丈夫强有力的羽翼的保护之下，因此她未能充分地承担起自己的人生，没有机会冒险临渊而立。

　　而她的梦敞开怀抱，接纳了对立的两极。投入生命，就意味着要承受失去之苦，要在沼泽地里徘徊；然而，若是能够领会超越的意义，就能充分获得智慧。做过那个梦之后，茱莉亚就像变了个人；它向她展现的，远不止一个概念而已。灵魂将对立两极之间的张力带入了梦境，其中蕴含的智慧帮助她打破了旧范式，投入更为广阔的人生。有了更为广阔的自我意象，她可以做出更广阔的选择了。她依然要承受悲悼、丧失与焦虑的痛苦，但她也明白了，自己有一个双重的任务，投入人生，像那条悲悼的、忠诚的狗一样，承受着失去主人的痛苦，但同时也知道，那座白色的石头城市将在失去之外永存。

　　茱莉亚不知道的是，里尔克也曾在一首诗中写到失去、消逝以及"白色城市"的意象：

1　《拜占庭》(Byzantium)，《叶芝诗歌与剧作选》，第132页。

一切都很遥远

而且早已逝去

我相信 那颗闪烁的星星

在数万年前就已经死去……

在这浩瀚夜空下

我想走出我的心

我想祈祷

在所有星辰中

必定还有一颗活着吧

我相信

我知道是哪一颗 经久不衰

是哪一颗 在夜空中那光芒的源头

像一座白色城市般 屹立永在 [1]

　　在生命能量的起起落落中，在永恒不变的消逝中，白色城市的景象只赐给那些已经穿越了名为"失去"的沼泽地的人。

　　那些已经穿越了沼泽的人会领略到一种不可思议的甜蜜——虽然在遭受地狱折磨时，人不可能想象到这种感受。我立即想到了《俄狄浦斯在克罗诺斯》（*Oedipus at Colonus*）、晚年的叶芝，还有

1　《挽歌》（Lament），《德国诗选：从荷尔德林到里尔克》，安杰尔·弗洛里斯编译，第 386 页。

我自己的那个期待疗愈的梦。[1] 据说，在九十岁那年，索福克勒斯[2]
重拾俄狄浦斯的主题，即那个讲述在无意识的情况下，受创的过去
继续重创了后续世代的悲剧故事。灾祸降临后，俄狄浦斯自我放
逐，一连数年，他孤身一人浪迹天涯，以此赎罪。借由痛苦，他变
得谦卑，并与诸神建立了联结，当他在克罗诺斯走到生命终点时，
他被封神，也获得了诸神的祝福。因此，盲眼的但已获救赎的俄狄
浦斯，这个已经"穿越"了沼泽的人，才有资格这样说道："痛苦与
时间，那苍茫的时间啊，是教人满足的导师。"[3] 还有日渐衰老、健
康也每况愈下的叶芝，回顾了自己跌宕起伏的一生后，在 1929 年
这样写道：

> 我们必须大笑 我们必须欢唱
>
> 我们被世间万物祝福
>
> 我们看到的一切都被祝福[4]

　　年轻人写不出这样的句子。我们必须等上数十年，经历过艰险

1　参见前文，第 48 页。

2　索福克勒斯（约前 496—前 406 年），克罗诺斯人，古希腊三大悲剧作家之一，
代表作为《俄狄浦斯王》《俄狄浦斯在克罗诺斯》。——译者注

3　索福克勒斯（Sophocles），《俄狄浦斯在克罗诺斯》(*Oedipus at Colonus*)，《希
腊悲剧全集》(*The Complete Greek Tragedies*)，第 79 页。

4　《自我与灵魂的对话》(A Dialogue of Self and Soul)，《叶芝诗歌与剧作选》，第
126 页。

和考验，最终渡过难关。这几行出现在一首长诗的末尾，叶芝在诗中接纳了这一生中的失败、失望和失去。这里没有肤浅的乐观，唯有一个人的深刻智慧——他这一生中的大部分时间都待在沼泽地里，从雾瘴之中，他锻造出自己的人生与艺术。

我在参加分析师培训时，曾遇到一个关键的时刻。当时，有诸多因素——完全不是财务问题——让我感到无法再继续下去了。有天我做了一个深深触动我的梦。在梦中，我和儿子蒂姆在森林中散步，那数百英尺高的松树上覆盖着皑皑白雪，景致美极了。然后关键的情节出现了：蒂姆对我说，"当你承受了足够多的痛苦，还能像这些树一样高高矗立的时候，这雪就是天地赠予你的礼物，是层层的恩典"。

落满白雪的树显得更美了，这确实令人感到这是一份饱含恩典的礼物。我的感受是，如果我能想办法坚持下去，熬过困境，或许就能得到那份恩典。我的儿子本身就是上天赐给我的、饱含恩典的礼物，同时他也是一个内在的象征，是我最好的、未来的可能性。这个梦本身就是一个礼物，在我熬过那段困境的过程中，它对我的意义非同小可。

在研究灵魂沼泽的过程中，我会转向梦境，以及伟大作家们的智慧，这并非偶然。我们这些追随梦境指引的人都知道，心灵中存在着丰富的、令人浮想联翩的、有独立意志的行为。我们被拽落到怀疑、绝望以及其他数十种阴郁的沼泽地里，但我们也会得到充满疗愈作用的画面，这恩典旨在补足我们的意识人格，为它指出新的方向，帮助它充分地发展。我们不得不忍受痛苦，但我们得以穿越痛苦，寻找到更深层的意义。荣格说，神经症是尚未发现其意义的灵魂所遭受的痛苦，因此，我们既不能免于受苦，也不能躲避"经受痛苦、寻找意义"的任务。正如里尔克在他的人生与艺术中、茱莉亚在她的梦境中瞥见的那座永恒于时间之外的白色城市，当我们在满是泥泞的沼泽中艰难跋涉的时候，我们也能寻找到心灵给予的支持。

　　另一个了不起的梦境有助于阐释这些。看上去，它好似比其他梦境的说教意味更浓，但做梦的人坚称她没做任何修饰。在对那个梦的简短说明中，她这样写道："那是一场在好几个地方**同时**上演的戏剧。你在四处闲逛，在不同的地方**体验**它，每次只能得到全景的一个小碎片。你必须把它们拼起来，**努力理解其中的意义**。"

　　这个梦若是写全了会有好几页，以下是最重要的情节：

　　　　我在最后一分钟赶到，连忙找了个最靠前的位置坐下。这更像是剧本朗读，而不是观看表演。你只能听见声音，看不见发生了什么，想看的话只能通过墙上的一个小孔往那边瞧。我拿到了一大堆关于这场剧的笔记和资料，我快速浏览了一遍，觉得很生气——他们怎么在刚开演的时候发这些，应该在演完了之后发才对啊。我在资料里找到了好几张地图，能让人知道各幕剧在哪些地方上演。这大概有助于理解全剧吧。

有两个男子低声说着剧中的对话，让人觉得好像在密谋着什么似的。我感到烦躁，因为我没法听见完整的剧作。我找到自己的东西，再次换了座位。这场剧这么难以理解，真令人心烦。随即我想起了之前听到的一点信息，说这部剧就是要去不同的场景中体验，你到各处去，边走边搜集线索，然后努力地拼起来。

之后，有人告诉我们要摆弄手指，我觉得这好傻，也没半点用处。费这个劲干吗？但我马上领悟到了什么——这是为了给另外一些东西腾出空间，一些新东西，所以才要摆弄手指。行吧，现在我明白了，我需要四处走动，看剧，听各处的声音，然后看看能拼出什么来。

【梦境切换到了另外的场景，情节是一只骆驼被"骆驼蛋"引领着往前走。】

骆驼蛋掉到地上摔碎了！就在这时，一个成年男子从我们要去的那个方向走来。真是个悲剧啊。随即我意识到，**不，这不是悲剧！**（只是表面上的悲剧而已。）蛋的作用就是把我们领到此地，领到此刻。如今我们不再需要它们了。**我们已经准备好，去接受下一个指引，发现下一个洞察。**

（上文中加粗文字是做梦人的原话。）

做梦的人名叫伊芙琳，是一位五十八岁的女士，她一直都明白，她需要找到自己的路。和我们所有人一样，她希望得到确定性，但找到的只有碎片、失望，还有一场痛苦的离婚。她需要抚养孩子，找到工作，但她最需要找到的是属于自己的真理。和我们所有人一样，她希望能有人马上给她一个清晰的、连贯的完整图景。和我们所有人一样，她不得不痛苦地在几十年的漫长时间里把一块块碎片拼凑起来。像茱莉亚那个白色城市的梦一样，这个梦告诉我们，我们面对的是一场渐次展开的戏剧，但我们只能得到零散的碎片。它永远不会真正地清晰，我们的视野永远不会毫无局限，我们对它的理解也永远不会彻底和完整。

但梦中的自我渐渐明白过来，这就是这场戏剧的特质：去不同的场景中体验它，一路收集你的领悟，通过不断的摆弄和调整，为新东西腾出空间。其中的荒谬性超出了伊芙琳的理解，然而她感觉到，这代表着她自身的某些活动，它们看似没有意义，但到了恰当的时候，就会引起某些新的突破。她觉得这跟冥想很类似：似乎什么都没有发生，你开始感到沉闷和停滞，但随即进展出现了。

对于骆驼，伊芙琳联想到的是"沙漠之舟"，能够在长途跋涉中——往往要穿越干旱地带——生存下来的能力。蛋代表着她的潜力，是可以孵化的东西。但绝大多数的蛋都摔破了，这指向的是她过去的行为，那些事把她带到了现在的地方，但今后对她不再有价值了。在这些破碎的蛋所代表的东西中，她想到了她的婚姻、她作为母亲的角色、早先的职业生涯、她对父母的半推半就的依赖，还有她在社区中各种各样的行为。她说那些蛋是"帮助我走了这么远的线索——这就是它们存在的意义，而不是永远持续下去"。

这是个饱含智慧的梦，也是一个饱含智慧的结论。我们永远无法获得终极的确定性，永远无法看见全部画面，永远也抵达不了阳光普照的草地。我们透过黯淡的玻璃向外看，而且只能看见零散的碎片。叶芝说得好：

> 我为我的歌做了一件外衣
> 覆以用古老神话
> 做成的刺绣[1]

于是，我们把这些经历和体验拼凑起来，穿在身上，走入世界。伊芙琳想要寻找确定性，想看见更大的图景，需要外部的指引和权威，可这些愿望统统都落空了。但她领悟到，一个人为何必须穿越沼泽地。她明白了，我们只能得到一些零散的碎片，还有不少破碎的蛋，但这一切都是有价值的，都自有其意义。就像白色城市的访客一样，她也得到了邀请，可以参与这一场"伟大的戏剧"，我们都是剧中的演员，但都微不足道。

1　《一件外衣》(A Coat)，出处同前，第50页。

印度教徒认为这个世界就是天神的戏剧。超越的愿景或许不太清晰，但是，我们去四处观看，一路上孵化新蛋，承受灵魂的干旱之地带来的痛苦，到最后，所有这些任务都会帮助我们领悟到，意义不在于抵达，而在于旅程本身。这就是一个"穿越"了沼泽的人悟到的智慧。没有哪个年轻人，哪个执意要为凌乱破碎的生活找到解决方案的人，或是哪个想逃避痛苦中蕴含的任务的人，能够穿越沼泽，领悟到这个智慧。就像俄狄浦斯与叶芝的人生故事，年轻的自我会对这个奖励嗤之以鼻，永远也理解不了，但它确实是一个礼物，为此后的余生带来深度、成熟以及从容的气度。

罗伯特、茱莉亚、伊芙琳，以及我们所有人面临的任务，正是尼采在上个世纪给我们提出的。我们是"终章"，也是"桥梁"。必须终结的，是自我对控制、支配、安全感的渴望。这种渴望或许相当自然，但它也会阻挡我们彻底转变。必须留在桥梁那一头的，是孩子式的渴望：抓住一切安全感不放，不愿踏入未知的世界。我们的船太小，海洋太浩瀚。然而，最可怕的障碍始终是过往经历对我们的束缚，是情结所代表的、受局限的世界观。

我们之所以崇敬真实世界里的发现者、探索者和先锋，还有那些拓展了思维或艺术表达的疆界的人，原因之一就是他们让我们看见了英雄的原型，我们每个人心中都蕴含着那种能量，为了实现个体化的目标，它会自然而然地对抗那些令我们退行的力量，比如恐惧和无精打采。当外部的英雄做出这种举动的时候，我们发觉自己内心里也有一种能量在共振，促使我们也去拓展那些已知的边界。这就是尼采所说的，踩着紧绷的绳索（这绳索即是我们自己）跨越深渊。能量已在，我们的任务就是冒险迈步，踏入前方的空间。在那个空间里，蕴含着更多自由，还有更宽广的灵魂；那里就是我们注定要去的地方。

REFERENCES
参考文献

Arnold, Matthew. *Poetry and Criticism of Matthew Arnold*. Ed. A. Dwight Culler. New York: Houghton-Mifflin, 1961.

Auden, W. H. *Collected Poems*. New York: Random House, 1976.

Bateson, Gregory. *Steps to an Ecology of Mind*. New York: Ballantine, 1972.

Bauer, Jan. *Alcoholism and Women: The Background and the Psychology*. Toronto: Inner City Books, 1982.

Bonhoeffer, Dietrich. *Letters and Papers from Prison*. New York: MacMillan, 1972.

Camus, Albert. *The Fall*. Trans. Justin O'Brien. New York: Vintage Books, 1956.

_____. *The Myth of Sisyphus*. Trans. Justin O'Brien. New York: Alfred A. Knopf, 1955.

Carotenuto, Aldo. *The Difficult Art: A Critical Discourse*

on Psychotherapy. Trans. Joan Tambuseno. Wilmette, IL: Chiron Publications, 1992.

_____. *Eros and Pathos: Shades of Love and Suffering*. Toronto: Inner City Books, 1989.

The Complete Greek Tragedies. Trans. Robert Fitzgerald. Chicago: University of Chicago Press, 1957.

Cooper, M. Truman. "Fearing Paris". *In River City*, vol. 9, no. 1 (Spring 1989).

Corneau, Guy. *Absent Fathers, Lost Sons: The Search for Masculine Identity*. Boston: Shambhala Publications, 1991.

Edinger, Edward F. *The Creation of Consciousness: Jung's Myth for Modern Man*. Toronto: Inner City Books, 1984.

Eliot, T.S. *The Four Quartets*. In *T.S. Eliot: The Complete Poems and Plays, 1909-1950*. New York: Harcourt, Brace, and World, 1962.

Flores, Angel, trans. and ed. *An Anthology of French Poetry from de Nerval to Valéry*. New York: Doubleday Anchor, 1962.

_____. *An Anthology of German Poetry from Hölderlin to Rilke*. New York: Doubleday Anchor, 1960.

Frankl, Victor. *Man's Search for Meaning*. New York: Simon and Schuster, 1959.

Frost, Robert. *Modern Poems*. Ed. Richard Ellmann and Robert O'Clair. New York: W.W. Norton, 1973.

————. *Robert Frost's Poems*. Ed. Louis Untermeyer. New York: Washington Square Press, 1962.

Heidegger, Martin. *Existence and Being*. Trans. Werner Brock. Chicago: Henry Regnery, 1949,

Hesse, Hermann. *The Glass Bead Game*. New York: Holt, Rinehart and Winston, 1969.

Hillman, James. *Suicide and the Soul*. Zürich: Spring Publications, 1976.

Hollis, James. *The Middle Passage: From Misery to Meaning in Midlife*. Toronto: Inner City Books, 1993.

————. *Tracking the Gods: The Place of Myth in Modern Life*. Toronto: Inner City Books, 1995.

————. *Under Saturn's Shadow: The Wounding and Healing of Men*. Toronto: Inner City Books. 1994.

Jung, C.G. *The Collected Works* (Bollingen Series XX). 20 vols. Trans. R.F.C. Hull. Ed. H. Read, M. Fordham, G. Adler, Wm. McGuire. Princeton: Princeton University Press, 1953-1979.

————. *Memories, Dreams, Reflections*. Ed. Aniela Jaffé. New

York: Pantheon Books, 1961.

Kafka, Franz. *The Diaries of Franz Kafka, 1914-23*. Trans. Martin
Greenberg. Ed. Max Brod. London: Secker and Warburg,1949.

Kazantzakis, Nikos. *The Saviors of God*. Trans. Kimon Friar. New
York: Simon and Schuster, 1960.

Kierkegaard, Sören. *Fear and Trembling*. New York: Doubleday
Anchor, 1954.

Kliewer, Warren. *Liturgies, Games, Farewells*. Francestown, NH:
The Golden Quill Press, 1974.

Kumar, Satish. "Longing for Loneliness". *In Parabola*, vol. 20, no.
2 (1995).

Machado, Antonio. *Times Alone*. Trans. Robert Bly. Middletown,
CT: Wesleyan University Press, 1983.

MacLeish, Archibald. *J.B.* Boston: Houghton-Mifflin, 1958.

Modern American and British Poetry. Ed. Louis Untermeyer. New
York: Harcourt, Brace, 1955.

Mood, John. *Rilke On love and Other Difficulties*. New York: W.W.
Norton, 1975.

Moustakis, Clark E. *Loneliness*. New York: Prentice-Hall, 1961.

Nietzsche, Friedrich. *The Portable Nietzsche*. Trans. Walter

Kaufmann. New York: Viking Press, 1968.

Norton Anthology of Poetry. Ed. A. Alison. New York: W.W. Norton, 1970.

The Oxford Dictionary of Quotations. Ed. Bernard Darwin. Oxford: Oxford University Press, 1980.

Pascal. *Pensées*. New York: E.P. Dutton and Co., 1958.

Reynolds, David S. *Walt Whitman's America*. New York: Alfred A. Knopf, 1995.

Rilke, Rainer Maria. *Duino Elegies*. Trans. J.B. Leishman and Stephen Spender. New York: Norton, 1967.

_____. *Letters to a Young Poet*. Trans. M.D. Herter Norton. New York: Norton and Norton, 1954.

Sharp, Daryl. *The Survival Papers: Anatomy of a Midlife Crisis*. Toronto: Inner City Books, 1988.

_____. *Who Am I, Really ? Personality, Soul and Individuation*. Toronto: Inner City Books, 1995.

Shelley, Percy Bysshe. *The Poems of Shelley*. Oxford: Oxford University Press, 1960.

Tillich, Paul. *The Dynamics of Faith*. New York: Harper, 1957.

_____. *The Shaking of the Foundations*. New York: Charles

Scribner's Sons, 1948.

Tillyard, E.M.W. *The Elizabethan World Picture*. New York: Vintage Books, 1954.

Wolfe, Thomas. *The Hills Beyond*. New York: Harper and Brothers, 1941.

Woodman, Marion. *Addiction to Perfection: The Still Unravished Bride*. Toronto: Inner City Books, 1982.

Yeats, W.B. *Selected Poems and Two Plays of William Butler Yeats*. Ed. M. L. Rosenthal. New York: MacMillan, 1962.

Zoja, Luigi. *Growth and Guilt: Psychology and the Limits of Development*. New York: Routledge, 1995.

Zorn, Fritz. *Mars*. New York: Alfred A. Knopf, 1982.

AFTERWORD
后记　斑驳与模糊

> 潜入内心极深处时，每一个正常的人类都会心生畏惧，不愿继续；说到底，这种畏惧与抵制是对走向冥府的旅程的恐惧。
>
> ——荣格

从这不受人欢迎的、下潜至冥府的旅程中，我们能得到什么？如果那里有值得学习的功课，又会是什么呢？本书提出了三个观点，或者说三个原则，如果我们能够认同它们，接受其中蕴含的深意，它们就能引领我们走向更为广阔的心灵生活。

第一个原则是，由于心灵能量有自然的起落，所以我们会不可避免地被频繁拖入黑暗之地——即便这违背了我们的意愿。就像困倦的孩子哭闹着不肯睡去，直到最后折腾得精疲力尽，我们也是一样。我们认同那个脆弱的自我，以及它对永恒安全感的渴望——这渴望是可以理解的，然而也是徒劳无功的。当那个自我被拽落泥沼，我们感到挫败，还会为出现的症状而责怪自己。我们因袭来的恐慌而羞耻，因抑郁而感到丢脸，我们掩藏起心中的恐惧——好像其他人从不会被这些问题困扰似的。

因此，接受以下这几句话对我们实属关键：**我们的心灵生活会频繁地脱离自我的控制，我们必定会被拽落到沼泽之中，而且我们会在那里遭受痛苦。** 无论我们怎么否认，如何使用五花八门的手段麻醉自己，或是信奉诸如"努力工作、端正思想"这样的信条，都不能让我们免于痛苦。现代社会关于"幸福"的幻想是有害的，因为它非但不可能实现和持续，实际上还会加重我们的神经症，让我们更加牢牢地抓住创伤不放。

第二个原则是，**在每一片沼泽地里，都暗含着一个挑战：发现这片泥泞中蕴含的意义，找出我们在行为或态度上需要做出哪些相应的改变。** 我们应当把每个沼泽地都视作待解的命题：我的抑郁意味着什么？焦虑与我的哪些过往经历有关联？是什么在支配我、控制我？这种态度会让我们主动地面对痛苦，而不是一味地被动忍受。在这样的搏斗中，我们从永久幸福的幻想中，或未曾得到幸福的耻辱感中走出，走向一个或许最为珍贵的礼物——我们领悟到，就算没有幸福，我们也能生活，但没有意义可不行。

在明辨每个沼泽地里暗含的任务时，我们"穿越"痛苦，朝着扩展了的意识走去。正如我们之前提到的，荣格认为神经症是尚未发现其意义的灵魂所遭受的痛苦[1]。我们不可能免于痛苦，如果我们陷在沼泽地中，却没有从中得到任何充实自己的养分，我们收获

1　见前文，前言第5页。

的就只有神经症而已。

本书的第三个原则是，**面对沼泽地带来的压力，我们每个人特有的反应模式是条件反射式的，且被过往的人生经历所束缚，因此，为了活在当下，我们必须对自己进行重新想象。**

对于活在当下的、有意识的成年人来说，可以做的反应非常多，选择范围很广。但是，激活了的情结会令我们的视野变得狭窄，这是由我们退行的、反射式的反应决定的。我们无法消除情结的活动，因为我们有着充满记忆的个人历史，有自己的世界观，还有一系列后天习得的态度和行为。其实，有些情结反应是有好处的，能在危急时刻救命，能让我们与他人建立联结，或坚定我们的价值观；而另外一些情结对我们产生的影响就完全是消极负面的。最为原始的情结自然是从最早期的生命体验中产生的，因此会把我们局限在孩童式的视野和反应中。

回想尼采呈现给我们的那幅奇特的画面：我们是深渊，也是跨越深渊的绳索。深渊意味着骇人的自由，意味着广阔得令人生畏的人生旅程，而绳索意味着我们突破过往经验的局限、重新想象自我的能力。如果我们被原生家庭、所属的文化或个人历史局限住了，那么我们就真的变成了被动承受宿命的人。如果我们可以重新定义自我，迈步于深渊，踏着这条心灵想象出来的、向前延伸的绳索跨越深渊，那么我们就可以更加彻底地收回生命的主动权。

我们每个人都紧抓着两个不可能的幻想：永生不死、神奇他者。请注意，死亡并不属于本书探讨的沼泽地之一，不过，肯定会有一些对死亡的觉察（或许还是过度的关注）终日萦绕在我们心头。既然自我想寻求安全、稳定和控制，死亡就成了最严重的威胁、最黑暗的对手。但是，或许死亡是一种莫大的解脱，让人可以从自我的琐碎执念中解放出来，或许它意味着自由和超越。如果印度教徒是对的，那么人会经历诸多轮回和化身，获得最终的灵魂解脱。如果佛教徒是对的，那么死亡犹如一场糟糕的梦，就像一幅错视画，是自我制造的一个妄念。如果一个人能够超越自我的帝国主义，那么他就有可能超越那令我们痛苦的、生死二元对立的错误观念。如果基督徒是对的，那么人还有来世。如果犹太人是对的，那么我们会经由子孙后代活下去。无论一个人的信仰是什么，对死亡议题的思考都能提供一个参照点，它能够为生命引入深度——从灵魂层面上思考我们是谁、我们该做什么。

我们能够肯定的是，有一种神秘的进程，它经由我们，寻求自己的充分显化；无论何时，只要我们为内在的神秘服务，就能体验到与外在的神秘的链接。当我们有意识地与这种神秘保持联系，就会活得更充分、更深入。虽然自我时不时地要经受存在性焦虑的冲击，但我们知道，自我只不过是灵魂的一个小小的部分而已。如果帝王般的自我能够谦卑地、自愿地与心灵的其余部分结为联盟，那么个体在与那个更广阔的神秘力量相处时，就会感到更加轻松自在。

如果自我能够永生不死，它会变得多么讨厌啊。但是，正如莎士比亚所说，"任是金童玉女，也必像烟囱清洁工一样，最终归于尘土"。[1] 因此，死亡并不是沼泽地，但存在性焦虑是。死亡让人有可能拥有谦卑的智慧。

另一个幻想叫作神奇他者，即希望世上有一个人能够拯救我们，让我们不必踏上人生的苦旅，让此后的生活一帆风顺。这种想法是非常普遍的。同名图书和电影《廊桥遗梦》（*The Bridges of Madison County*）的流行即是这种有害愿望的表达——有一天，一位陌生人会出现在我家后院，与我共享鱼水之欢，并因此与我建立起渴望已久的灵魂联结。

久久沉溺在这么一个幻想故事中，说明我们依然被锁在婴儿式的思维方式里。这源自孩子对父母的依赖，它相当自然地转化为今后一切关系的模型。于是，我们把强大父母的范式迁移到了他者身上。这种幻想，这种生命早期渴望的迁移，对关系的破坏力远远超过其他一切因素。一段关系刚刚开始的时候总是清澈美好的，但我们的情结会污染它，而且，我们会因为对方没能满足这个重大的隐秘渴望、没能实现这个不可能实现的期望而变得生气、沮丧和

---

1 《辛白林》（*Cymbeline*），第四幕，第二场。

愤懑。

假使我们真的找到了那个神奇他者，最终他或她会成为我们最大的威胁，因为这个人会妨碍我们更充分地成为自己。就在昨天，一位很有智慧的分析对象对我说，她正在学着不再"对希望上瘾"。她依然盼望找到一段有意义的亲密关系，但她已经获得了力量，可以放下对神奇他者那令人上瘾的幻想了。她的放下，正是艾略特所说的，"等待，但无需希望 / 因为我希望的 可能是错误的东西"[1]。

永生，以及神奇他者的拯救，这两个幻想会妨碍我们尽情投入此生——此时，此地。如果我们得到了上天的赐福，活到了中年，并且还拥有余生，那么我们必定已经经历过了不少痛苦。但是，我们也被赐予了修正自己的能力。想要修正自己，我们不仅需要去朝拜帕纳塞斯山（Parnassus）、雅典（Athens）、耶路撒冷（Jerusalem）或苏黎世，我们还要进入沼泽，在那儿能学到的东西最多。如果我们活到了中年，并且还拥有余生，那么我们就有机会领略到智慧的滋味。自我不会喜欢这种智慧，也驾驭不了，但它的广阔与丰盈是任何自我也想象不到的。"引到永生，那门是窄的，路是小的。"[2]

我们每个人都被赐予了一段旅程。我们每个人都有责任去把这至关重要的"个体化"充分、彻底地表达出来。在任何情况下，我

1　《四个四重奏》(*The Four Quartets*)，第 126 页。
2　《马太福音》(*Mattew*)，第 7 章，第 14 节。

们都应当有意识地、日复一日地修习这项功课，但与此同时，我们也可以找一位心理治疗师做伴，让这个过程更加顺利。当然，心理治疗师也会有自己的创伤，但我们完全可以相信，他或她已经对创伤做过了功课，有能力明智地陪伴我们。无论以哪种形式，艰难地穿越沼泽都会是一场教人谦卑也珍贵无价的体验。荣格曾写道：

> 心理治疗的原则性目标不是把患者送入那不可能实现的幸福状态，而是帮助他以坚定的态度、富有哲学性的耐心来面对痛苦。生命渴求完整与实现，在欢乐与悲伤之间找到平衡。但是，由于痛苦不为人所喜，人们很自然地不愿去认真思考会有多少恐惧和悲哀降临到人身上。于是，他们用令人宽慰的方式谈论进步，以及可能获得的、最多最浓的幸福，但他们忘记了，若是不曾充分地感受痛苦，幸福本身亦被掺杂了毒素。神经症的背后，总是掩藏着患者不愿承受的那一切自然的、必要的痛苦。[1]

每个人有各自的痛苦，但在这段共同的旅程中，我们都是同路人。我们实实在在地拥有这段旅程。荣格提醒我们：

> 人格的获得……是面对生命的饱含勇气的举动，是对构

---

1 《心理治疗与人生哲学》（Psychotherapy and a Philosophy of Life），《心理治疗实践》，《荣格全集》，第 16 卷，第 185 段。

成个体的一切的绝对肯定，是对普遍生存境况最成功的适
应，再加上最大程度的、自我决定的自由。[1]

此外，他还说："每一个个体都是生命在其变幻不定的情绪之
下所做的崭新实验，是对崭新的解决方法或适应方法的尝试。"[2] 我
们在沼泽中所做的功课，会创造出这种崭新的适应方法，它令生命
之力得以延展。

荣格也说过，每种神经症都是一个"被冒犯的神祇"[3]，他的意
思是，某种原型层面的原则被违背了。借由承担起每一个沼泽地
中隐含的任务，我们有机会看清这些神性的原则。我为何要用"神
性"这个词？因为心灵的活动天生就具备宗教的性质。它寻求联
结、意义，以及超越。一个意味深长的悖论就是，更有可能发现这
些神性原则的地方，不是在高山之巅，不是在大教堂内，而是在沼
泽地里。

生命具有超然的神秘，同时也是模糊的，还带着斑驳的污迹。
我们永远也不能真正看清它。我们永不可能做到尽善尽美，永不可

---

1 《人格发展》(The Development of Personality)，《人格发展》(*The Development of Personality*)，《荣格全集》，第 17 卷，第 289 段。

2 《分析心理学与教育》(Analytical Psychology and Education)，出处同前，第 173 段。

3 《分析心理学的两篇论文》(*Two Essays on Analytical Psychology*)，《荣格全集》，第 7 卷，第 392 段。

能将之完全修复，永不可能彻底完成。

珍妮弗要去明尼阿波利斯（Minneapolis）看望临终的母亲。上飞机时，她因这次见面而惴惴不安，因为母亲一直想方设法毁掉她。然而母亲就要死了。"克制，同时保持开放……克制，同时保持开放。"这成了珍妮弗的箴言。在飞机上，在机场，在医院的电梯里，她不断地默念这几个字。珍妮弗想要用开放的心态面对母亲，在她最需要帮助的时刻，给她饱含情感的回应，同时也要在心理上保持克制，免得自己再度遭受野蛮的攻击。

然而，面对母亲，珍妮弗仅能勉强克制住心中的怀疑和愤怒。因此，这最后的一面给她留下了深深的挫败感。几个月后，关于这最后一面的梦和场景闪回像洪水一样淹没了她。她狠狠地责备自己：为什么自己还带着那么重的防卫心态？为什么如此漫不经心，在情感上为何如此疏离？为什么没能跟母亲一同哭泣，然后说自己爱她？珍妮弗知道，那句箴言她只做到了一半：有克制，但不够开放。

是啊，我们永不可能做到尽善尽美。生命中满是斑驳与模糊，它速度太快，太复杂，太含混。清晰、意义、胜利只会偶尔出现。当然，我们不是神，虽然我们心中有神性，但也同样带有恶魔的成分。我们能生存至今真是个奇迹，而且，我们有时还能寻获片刻安宁，能友善地对待他人，甚至偶尔还能对自己展现一点仁慈。

　　我们应该像珍妮弗责怪自己那样去责怪她吗？我们会告诉她，那最后的一面需要放到整个情境中来看，因为她和母亲之间存在漫长的、满是伤害的历史。她会答复说，她又被拽到了原来的沼泽地里，又用了原来的老办法去回应，她没能做到"超越"，没能抓住当时的机会。那么我们就会请她做一件我们自己也感到最难做到的事：原谅自己只是个凡人。

　　在最后这个分析案例中，我们没能解决问题，因为人生并不是一个有待解决的问题，而是一场需要活出来的实验。借由痛苦，我们越来越深入地领悟到生命的意义，这就已经足够了。这些意义令生命变得丰盈广阔，它们本身即是回报。我们无法避开这些灵魂的沼泽地，但是，我们可以因它们给予我们的东西而珍视它们。

> 我们必须静静地继续前行
> 穿越那黑暗的冰冷　和空茫的孤寂
> 进入另一重情感的强度
> 去寻求更深层的和谐　更深入的交流 [1]

1　艾略特（T.S.Eliot），《四个四重奏》，第129页。